不老，從髖關節開始

すごい股関節
柔らかさ・なめらかさ・
動かしやすさをつくる

強化核心力量，打造柔軟度、穩定度與靈活度

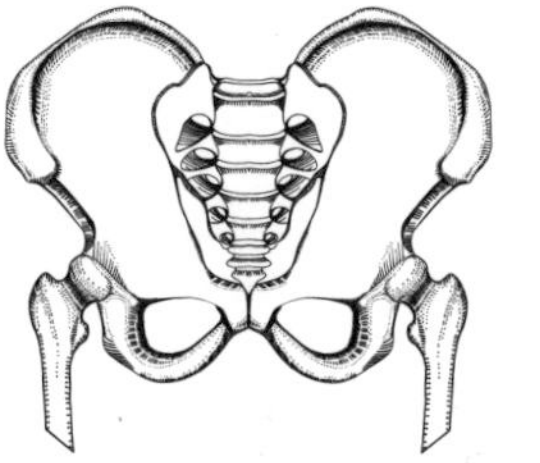

體能訓練師
中野・詹姆士・修一——著
Shuichi James Nakano
婁美蓮——譯

方舟文化

前言

——髖關節的神奇之處，為何它如此重要？

坐著從椅子站起來的瞬間，邁開步伐的那一刻，或是某天突然比平常走了好多路的時候，你是否覺得「髖關節」怪怪的？

「唉，年紀大了，難免這裡痠、那裡痛，也是沒辦法的事。」有人會半放棄地接受，但也有人會擔憂：「要是放著不管，恐怕會越來越嚴重吧……」。

髖關節負責銜接上半身與下半身，一旦出了問題，我們的軀幹將無法自由彎曲；下半身，也就是所謂的下盤，將變得重心不穩。於是，走起路來搖搖晃晃，動不動就摔跤跌倒，別說上下樓梯了，可能連走路都有困難。

不是只有年紀大的老人才會這樣。平常有運動習慣的人，照理說體格應該很健壯的運動員，也會有髖關節的問題。

幾乎所有運動都會用到下半身。當我們在做跑、跳、跨、蹲等動作時，髖關節所承受的壓力非常大。那一瞬間，如果感覺髖關節卡卡的、怪怪的，可以想見運動表現肯定不好，搞不好還會受傷。

特別是女性，由於天生骨骼的因素，髖關節的負荷往往過大。也因此，運動員也好、中老年人也罷，覺得髖部不舒服、對於髖部感到困擾的女性非常多。

髖關節是我們身體裡面受力最大的關節，支持我們日常坐、臥、跑、跳等各種活動。即使沒在運動，單純只是站著，髖關節所承受的壓力和負擔也非常大。

此外，因為肌力不夠、體重過重、運動過量，導致髖關節被「過度使用」，或是相反地長時間維持同一姿勢，髖關節都沒在動而「用得太少」，都有可能讓髖關節卡卡的、不舒服。

換句話說，身體的所有動作或習慣都會對髖關節造成影響。因此，隨著年齡的增長，髖關節出問題的可能性或風險只會越來越高。

照理說，髖關節的壽命（使用年限）有七、八十年，可是五、六十歲，甚至三十幾歲，髖關節就出問題的大有人在。

人類的老化從髖關節開始。這句話說得太對了，一點也不誇張。

越了解越令人驚嘆的髖關節

另一方面，髖關節真是很「神奇」的關節，再也沒有比它更厲害的了。

構造十分複雜不說，跟它有關連的肌肉很多，負責的工作也多。最令人驚嘆的是，它是如此精密、如此好用。對髖關節的了解越深，越能感受到人體的奧祕與優秀。

髖關節是怎樣的關節？很難一言以蔽之。真要說的話，就是「神奇」二字吧？

我之所以打心裡覺得「髖關節很神奇」，主要是跟我從事的工作有關。

我的工作是體能訓練師，就是「助人強健體魄的專家」。透過重訓、有氧運動、伸展等方法，我幫助人們的運動表現變得更好，成功減重、塑身，預防並改善生活習慣病。

一旦髖關節出了問題，運動員的表現將一落千丈。高齡者的話，不管站著還是走路，都會覺得髖關節卡卡的，久而久之就不太想動，心情也會不好。然而，只要把髖關節的問題解決了，運動員的成績將突飛猛進，高齡者也會變得開朗有活力。

髖關節的構造十分複雜，想解決這方面的問題談何容易！然而，當我看到人們因為髖獲得改善而展露的笑臉時，就會忍不住想：「果然髖關節是最神奇的，練它就對了！」

想要贏得比賽，活得健康長壽，關鍵就在髖關節

我從事體能訓練師的工作已經有三十年的時間。當時，日本還沒有體能訓練師的職業，我是遠赴號稱健身發源地的美國加州學習，取得訓練師資格的。

我指導的學員從十幾歲的學生、大老闆，到老年人都有，範圍很廣，而他們的目的也各不相同，有的想提升運動表現，有的是為了改善健康、減重瘦身。為了滿足客戶的需求，我一整天的課都排得滿滿的。

我指導的對象很多是運動員，其中不乏奧運選手。他們參賽的項目有網球、排球、桌球、籃球、田徑、運動攀岩、帕拉（Paralympic，台灣音譯為「帕拉林匹克運動會」，其他地區則稱「殘疾人奧林匹克運動會」）桌球、帕拉輪椅田徑等等。

此外，我也寫書，幫雜誌報導或電視腳本編修審稿，甚至也親自接受採訪。在我看來，透過媒體把資訊傳遞出去，也是身為體能訓練師的重要工作之一。

我們這種訓練師會根據以解剖學或生理學等學問為基礎的訓練理論，針對每個人的身體、生活與目的，開出適合個人的運動「處方」。該怎麼指導，這個動作做起來才會比較順暢？才不會受傷？探索答案的過程非常有趣，每每讓我欲罷不能。

尤其是最近，我把部分精力轉移到指導高齡者的體能訓練上。人不管過了九十歲還是一百歲，只要好好鍛鍊，身體都會出現明顯的變化。我親眼目睹了無數次奇蹟，讓我深感自己的工作非常有意義。

從零開始，一步一步慢慢加強

話說，經常有人誤會我是「治療疼痛的人」，不是的。

訓練師的工作主要分成兩種。一種是「由負轉正，目標為導正、修復」。另一種則是「從零開始，目標為鞏固、加強。」

解決疼痛，是「由負轉正」的工作。換句話說，它屬於運動治療的範疇，利用運動來醫療傷痛、疾病，是復健師之類的人在做的事。在日本，擁有以下資格的人可以從事這樣的工作：物理治療師、職能治療師、柔道整復師、針灸師、指壓按摩師等。

舉運動現場為例，如果有選手突然「肩膀劇痛」、「韌帶斷了」，這時專門處理運動傷害的訓練師（正式職稱為「運動防護員」），會與總教練、教練、醫生等組成運動醫學團隊，採取緊急應對措施，對傷員施以運動治療（康復訓練），促使其能早日復原，回場比賽。所以說，這類訓練師做的是「由負轉正」的工作。

至於體能訓練師（或稱「體適能教練」）做的則是「從零開始，逐步強化體能」的工作。針對每個人，我們會開出適合他的運動處方，增強他的肌力，提升他的心肺功能。換到運動場上，我們做的則是強化選手體魄，讓他有更好的運動表現。若是奧運選手的話，當然是從旁協助他們，以奪得金牌為目標。

多年經驗告訴我，大多數人最迫切需要改善的是髖關節。換句話說，若想「從零開始強化體能」，首要之務是讓身體的重中之重——髖關節能順利運作，發揮它應有的功能。

連訓練師都感到「棘手」的髖關節

本書可以說是身為體能訓練師的我累積多年經驗，好不容易才寫成的髖關節專書。

髖關節出了問題，要做怎樣的訓練才能改善？即便是體能訓練師，在開運動處方時也是需要經驗的，不是說開就開。與髖關節有關的肌肉數眾多，構造也十分複雜，經驗不足的訓練師往往會有「不知從何下手」的感嘆。

明擺在眼前的事實是，關節隱藏在身體裡面，無法直接看見或碰觸。尤其是髖關節，被屁股和鼠蹊部的厚厚一層肌肉包裹著，裡面有什麼動靜，根本就察覺不出來。因此，面對髖關節不太靈活的運動員，訓練師不可能直接跟他講說：「你就鍛鍊臀大肌或股四頭肌就好。」必須佐以多年經驗，做更詳細的課程規畫。

如果今天說的不是髖關節，而是「膝關節」的話，會怎麼樣呢？膝蓋感覺怪怪的，即使不是訓練師，一般人也能馬上找到方法解決。比方說，上藥局買個「護膝」戴上，應該就會舒服許多，對吧？膝蓋的話，貼膠布也沒那麼難。可是，髖關節並沒有這樣的護具，膠布的紮貼更是得仰賴專業人士。

膝蓋不舒服，該做怎樣的訓練？關於這點，訓練師在設計課程時也沒那麼難。因為支撐膝關節的肌肉，跟髖關節的比較起來，要少太多了，簡直是小巫見大巫。相反地，只要牽扯到髖關節，你就很難三言兩語地交代：「只要做這組重訓或這套伸展就OK了。」有時搞不好還會適得其反，你交代的重訓或伸展讓情況變得更嚴重了。

髖關節看不到也摸不著，既然如此，我們要如何掌握自己髖關節的狀態，並有效改善它？本書所提供的，可以說是我根據多年經驗所摸索出的終極祕方。

了解自己的髖關節，讓它越來越好

掌握自己髖關節的狀態，想辦法改善它——。

這種事交給專業的人去做就好了，或許你會這麼想。

的確，找間提供個別指導的健身房，請有經驗的教練一對一地教你，這也是方法之一。

不過，在我看來，這有點「浪費錢」。

明明髖關節就在你身上，你自己就有這麼棒的關節了。要不要試著了解它？自己動一動，想辦法改善它？

身為體能訓練師，我衷心希望能讓更多人親身體驗到：「自己的身體是可以靠自己進步、改善的」。

本書一開始，第1章的部分，會對髖關節的構造，它是如何活動的？被哪些肌肉所支撐？人類的髖關節有何特點等基礎知識做詳細的說明。

這些解剖學的常識我不需要知道，你直接告訴我運動的方法就好了，又或許有人會這麼想。但是，要了解自己的髖關節，知道它是怎樣的狀態，沒有這些基礎常識是不行的。髖關節的狀態因人而異，每個人「需要的運動」也不盡相同。為了找出最適合自己的方案，最好具備這方面的常識。

因此，除了髖關節的構造以外，疼痛與不適產生的機制（第2章），如何有效使用我們的髖關節（第3章）等等，也要一併了解才好。為了避免大家會有「做學問、啃書本」的枯燥無聊感受，我在書裡穿插了多年功力累積所悟得的心法絕技，以及業內不為人知的奇聞軼事，盡可能輕鬆有趣地來講解這些專業知識。

相反地，也有人是對自己的髖關節感到好奇，想了解有關髖關節的知識，卻一點都不想運動。為了滿足這類型的讀者，本書的知識量也十分豐富，可謂扎扎實實，絕對不會讓你失望的。不過呢，在我看來，對運動方法不感興趣的人，最好也能一邊看書，一邊試著活動自己的身體。

這本書中，會一再出現「Assessment」（評估）這個詞。所謂Assessment，指的是藉由簡單的動作，一邊做一邊檢視自己身體的情況。先進行髖關節的自我檢測，確認自己髖關節的狀況後，再來實施改善髖關節的運動。之後，再度進行評估，應該就能確定髖關節是否真的改善了。

現學現賣，把知識應用在自己身上，確實感受到身體的變化——這一瞬間所獲得的成就感不是更大嗎？

髖關節的神奇怎麼說也說不完

從第4章開始，我會針對改善髖關節的運動進行解說。

首先會提到如何調整髖關節，讓它保持平衡。支撐髖關節的肌肉眾多，有的太硬，有的太軟，這些都會導致髖關節無法正常運作。我們必須檢視每塊肌肉，逐一調整，進而使髖關節獲得改善。

至於第5章，主要在講動態伸展。藉由伸展，讓髖關節的可動區域（可以活動的範圍）加大。只有髖關節的活動範圍是適當的，日常各種動作才能順利進行，運動時也才不容易受傷。

第6章將介紹兩套訓練，分別為增強髖穩定度的訓練，以及打造髖靈活度的訓練。透過這兩套訓練，把髖的力量練起來了，但凡用到髖關節的動作都能穩如泰山，日常活動不會搖晃、不會跌倒不說，運動場上也能有更好的表現。

調整髖關節，讓它鬆緊適中，適度加大髖關節的活動範圍，練髖、讓髖有力量等三步驟，我在擔任私人教練指導學員改善髖關節時，也是這麼教的，用的是同一套訓練菜單。

關於練習的方法，每一個動作我都附上插圖，並有詳盡的說明。不僅如此，為了讓讀者看得更清楚，我還製作了影片，請掃書上的QR Code進入網頁，仔細觀賞。

只要按照書裡所說的評測方法或運動好好做，每日勤練，相信不管十年、二十年，還是三十年，你的髖關節都能維持在健康的狀態。

人類本來就具備「自我修復的能力」。我所教的評量方法或運動，對喚起這樣的修復能力十分有效。是的，我們可以靠自己的努力，改善髖關節的狀態，也能預防今後有可能產生的各種疼痛或不適。

現在感覺髖部怪怪的，擔心自己髖關節的人，在看了這本書後應該能有所啟發，心中的疑慮也能逐漸消除。請你不要只是用腦袋去理解這些知識，一定要身體力行，實際運用在自己的身體上。

了解自己的髖關節，意味著了解自己的身體。

而你越是了解髖關節，越是能體會人體的優異之處。

髖關節的神奇、髖關節的奧妙，還有我們真的能靠自己改善自己身體的那份喜悅，請你務必透過這本書仔細品味一下。

老實說，關於髖關節有太多可講，給我再多的篇幅也不夠用。不過呢，我還是想辦法把自己想說的全濃縮在這本書裡。

希望你能津津有味地讀到最後，這將是我最大的榮幸。

2024年9月

中野・詹姆士・修一

Contents 目錄

前言——髖關節的神奇之處，為何它如此重要？……3
圖解 髖關節的骨骼結構……24
圖解 支撐髖關節的23塊肌肉……26
自我評估 屈曲．伸展／旋轉……28
寫給髖關節「正在」痛的人……30

第1章

髖關節為何如此靈活？……33
髖關節可以朝六個方向轉動……34
多達23塊肌肉參與髖關節的運作……43
黑猩猩不知何謂「髖關節痛」？……50

驅動髖關節的神奇肌肉……56
人類尚未完全適應直立兩足行走？……64
「劈腿」隱藏的可怕風險……69
髖關節的「唇」好厲害……76

第2章

髖關節是怎麼受傷的？……83
當心退化性髖關節炎找上你……84
軟骨會進行新陳代謝……93
置換人工髖關節的時機很難決定……100
行徑失調引發的疼痛……108
恢復身體平衡的矯正運動……112
骨盆「沒有擺正」的「骨盆歪斜」……117

不爬樓梯，臀肌無力……122
關於「疼痛」，人體的不可思議……127
因為「不動」，所以更痛……132
「厚底鞋」增加髖關節受傷的風險……139

第3章

髖關節「無法正常運作」是什麼情況？

髖關節「無法正常運作」是什麼情況？……145
正常的髖關節必須「柔軟」……146
穩定上半身的「內核心肌群」……153
會不會使用髖關節，決定了跑者的實力……162
厚底鞋的優勢在於髖關節不用「彎曲」……165
貼地型跑法的缺點……172

從鞋底可看出一個人的走路姿勢與髖關節的健康程度 …… 176
「評估身體狀況」是健身的第一步 …… 181
改善髖關節功能的三個步驟 …… 186
專欄 發現髖關節神奇之處的心路歷程 …… 189

第4章 調整髖關節，使肌肉平衡 …… 195

身體力行、評估髖關節的方法 …… 196
改善大肌肉的柔軟度 …… 202
大腿後肌
股四頭肌

臀大肌
內收肌群
外展肌群
發現自己身體的問題……226

第5章

擴大髖關節的可動區域……229

放鬆小肌肉的緊張……230
鬆髖練習
透過動態伸展讓動作更流暢……236
膝部交叉轉體
強力伸展小肌群……245
髖內旋伸展

第6章

鍛鍊髖關節……251
在腳步不穩的情況下活動身體……252
穩定力訓練
透過腿部畫圓來訓練核心肌群……260
腿部畫圓
鍛鍊屈曲與伸展的力量……267
跪姿站立訓練
分腿站立訓練
在腳底滑動的狀態下發力……273
滑步站立訓練
滑步外展訓練
後記……280

圖解 髖關節的骨骼結構

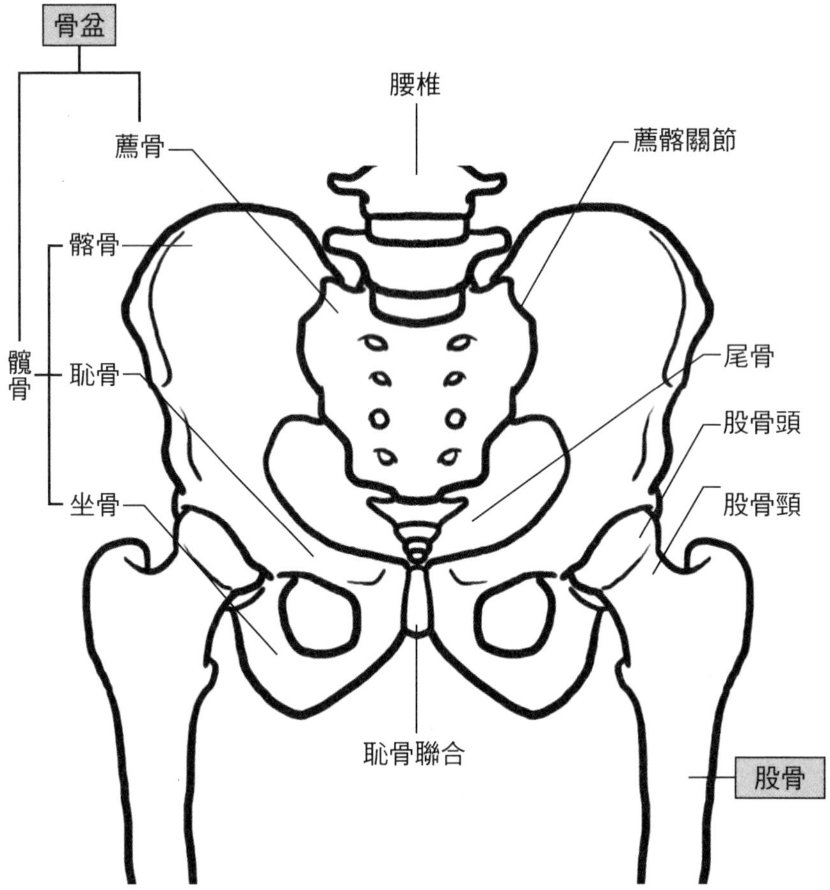

髖關節，是銜接骨盆與股骨的關節。骨盆是集髖骨、薦骨（骶骨）、尾骨而成的骨骼構造，其中髖骨又由髂骨、恥骨、坐骨所組合而成。股骨，也稱大腿骨，是從大腿根部到膝蓋的骨頭。股骨最上方的圓球被稱為股骨頭，下方細狹的部分則為股骨頸。

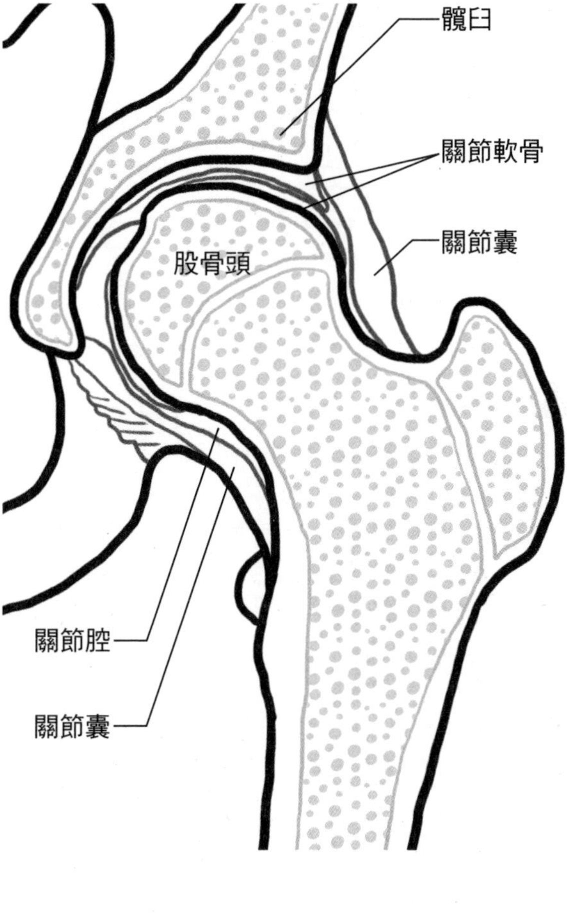

股骨頭嵌入凹陷的髖臼裡，形成了髖關節。為了避免骨頭直接碰撞，股骨頭和髖臼的表面覆蓋著軟骨。骨頭與骨頭的接合處，更被名為關節囊的膜給包覆住，形成閉密的關節腔，裡面充滿了讓關節動起來更加順暢的潤滑液。

圖解 支撐髖關節的23塊肌肉

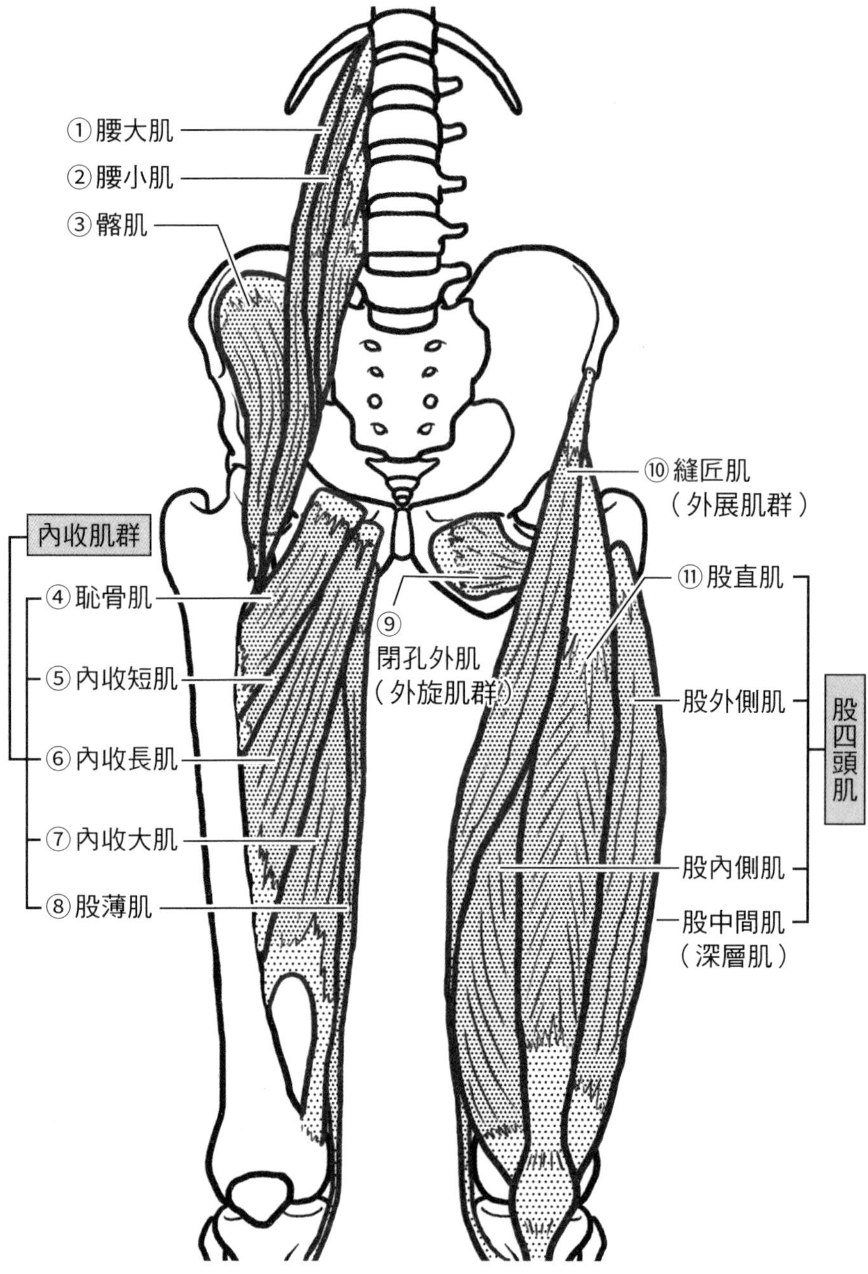

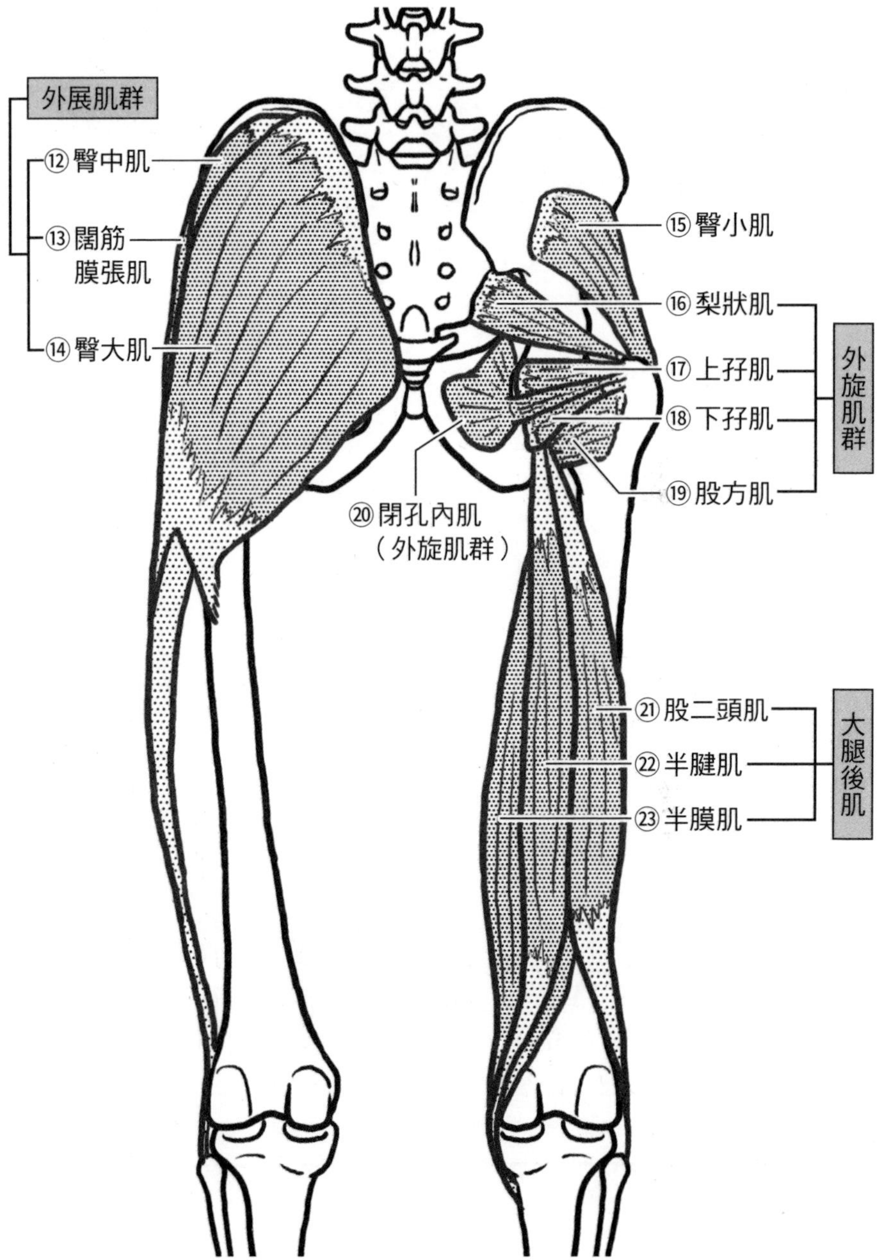
外展肌群
⑫臀中肌
⑬闊筋膜張肌
⑭臀大肌
⑮臀小肌
⑯梨狀肌
⑰上孖肌
⑱下孖肌
⑲股方肌
外旋肌群
⑳閉孔內肌（外旋肌群）
㉑股二頭肌
㉒半腱肌
㉓半膜肌
大腿後肌

自我評估 屈曲．伸展

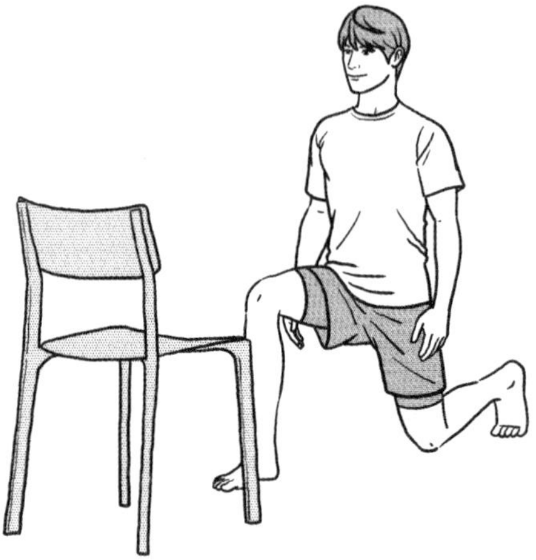

① 站在椅子前，雙腳打開與肩同寬。一隻腳大步往後踩，膝蓋著地；另一隻腳膝蓋彎曲，大腿、小腿保持90度。

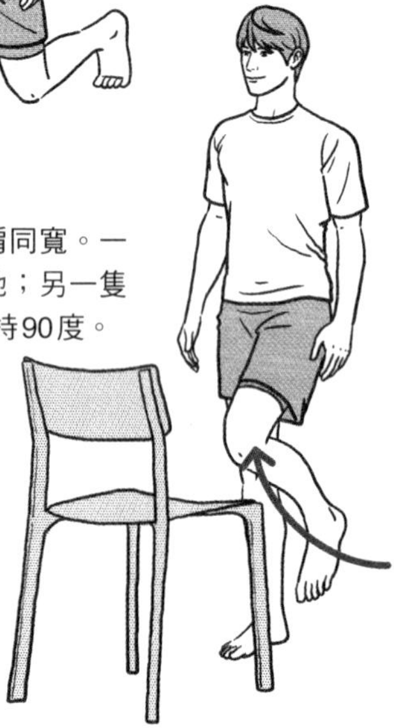

② 重心轉移到前腳，用力站起來的同時，順勢提起後腳往前跨。

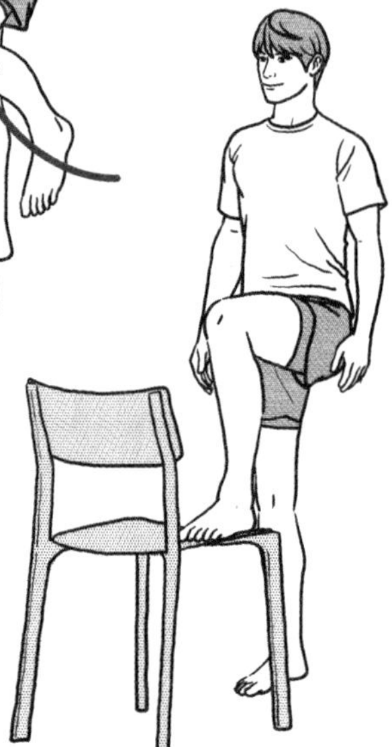

③ 待後腳踩到椅子的座面上，隨即原路折返，回到①的姿勢。重複此動作數次。

藉由屈曲、伸展的動作來確認自己髖關節的狀態。如果能平穩、流暢地完成3～5次，代表你的髖關節沒有問題。請左右都評測看看。

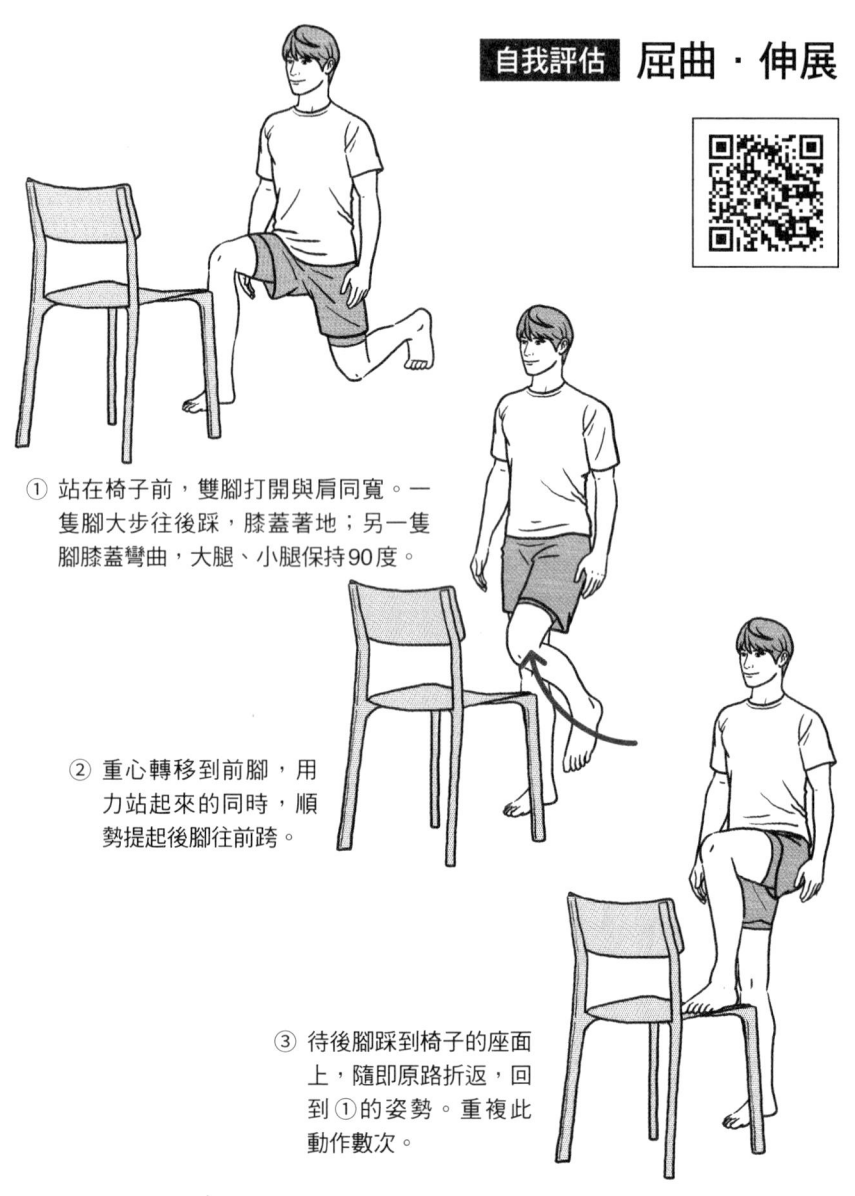

自我評估 旋轉

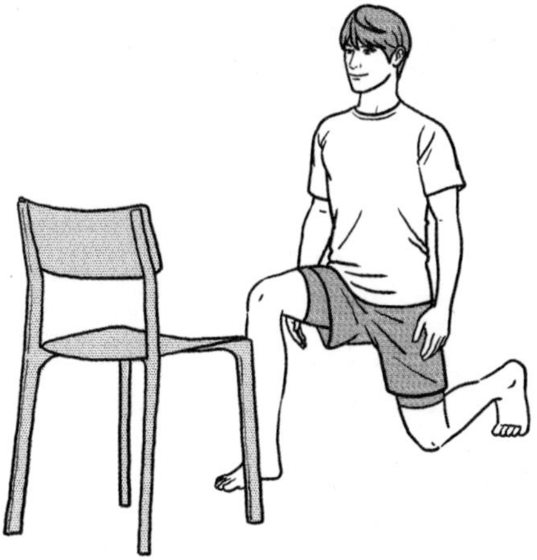

① 站在椅子前，雙腳打開與肩同寬。一隻腳大步往後踩，膝蓋著地。另一隻腳膝蓋彎曲，大腿、小腿保持90度。

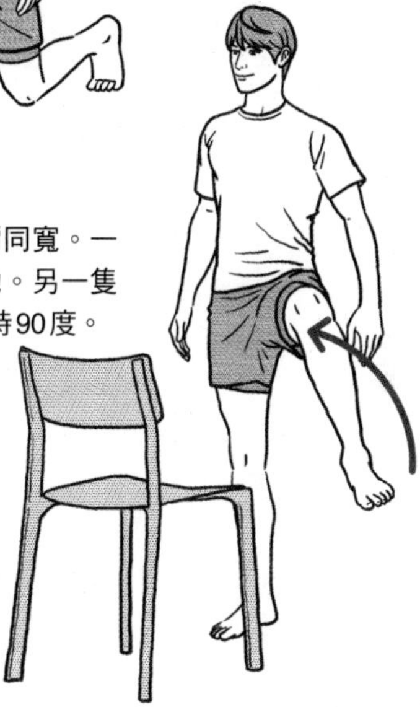

② 重心轉移至前腳，用力站起來的同時，後腳從大腿根部旋開，順勢往前跨。

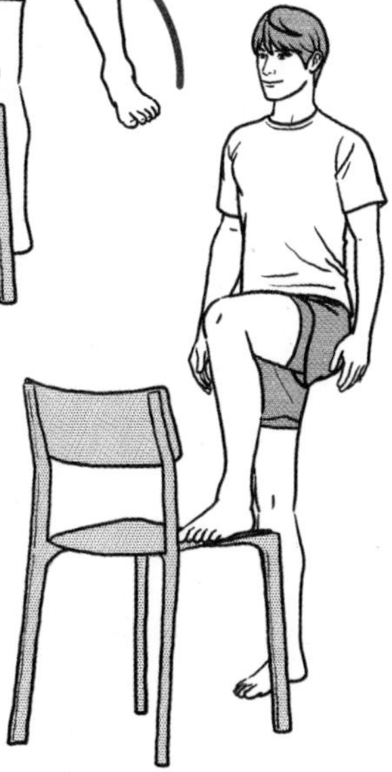

③ 怎麼去怎麼回，待後腳踩至椅座上，一樣把大腿往外旋開，回到①的姿勢。重複此動作數次。

藉由旋轉的動作來確認自己髖關節的狀態。如果能平穩、流暢地完成3～5次，代表你的髖關節沒有問題。請左右都評測看看。

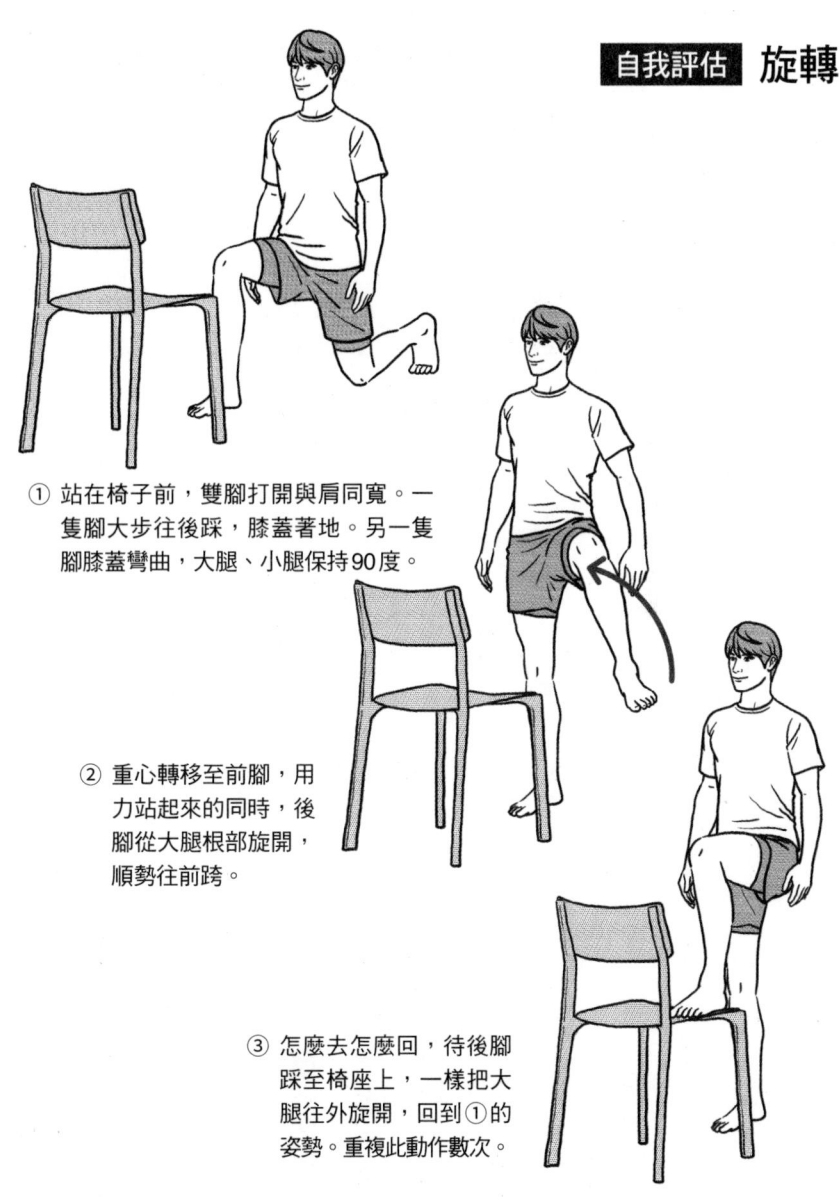

寫給髖關節「正在」痛的人

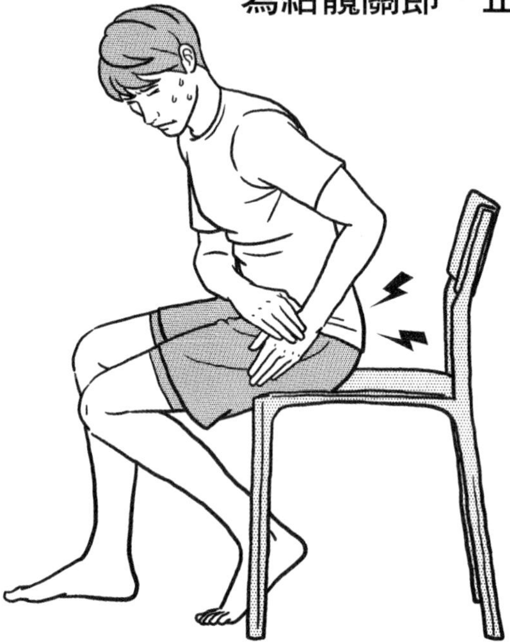

髖關節「正在痛」，心想要早點去醫院接受檢查，或許讀者中就有這樣的人。然而，排隊做檢查需要等上幾個禮拜的時間，在此之前，即使安靜不動地一整天坐著，髖關節還是越來越痛，或許有人正面臨這樣的慘況。

這個時候建議你不妨試試「搖搖體操」。一直坐著只會加重髖關節的負擔，讓同一個地方承受過多的壓力。站起來，讓髖關節適度地動一動，反而有助於分散壓力。

就算坐在椅子上輕微地晃動身體都好，請務必嘗試看看。

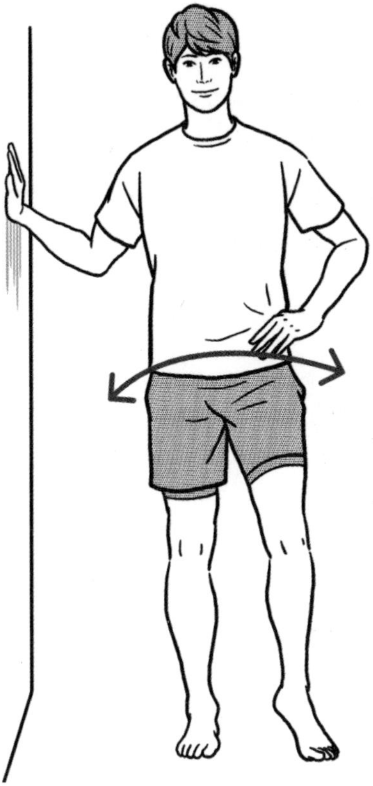

一隻手扶牆，一隻手插在
腰上。靠牆的那隻腳站
穩，另一隻腳踮起腳尖，
讓上半身輕輕地左右擺
動。

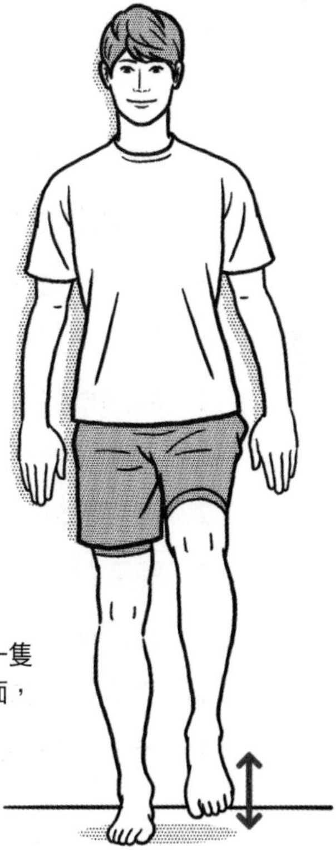

背靠在牆壁上，抬起一隻
腳，讓它稍稍離開地面，
上下抖動這隻腳。

書中介紹的動作影片清單

作者親身示範的動作影片，
請掃 QR Code 進入網頁觀賞。

▼

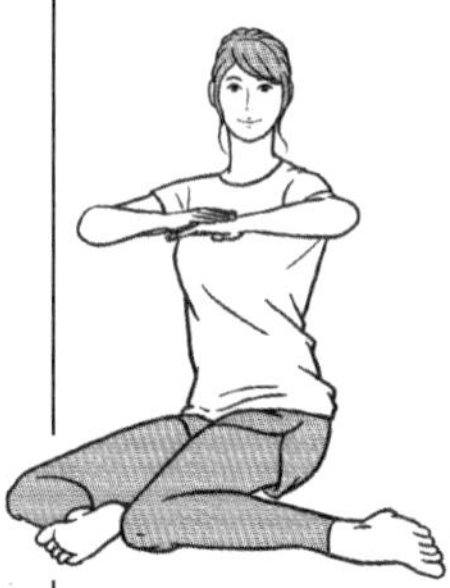

播放清單

1. 髖功能評估
2. 柔軟度檢測
3. 鬆髖練習（Mobilization）
4. 膝部交叉轉體（Knee Crossover）
5. 髖內旋伸展（Internal Rotation）
6. 穩定力訓練（Stability Training）
7. 腿部畫圓（Leg Circle）
8. 跪姿站立訓練（Knee Stand-up）
9. 分腿站立訓練（Split Stand-up）
10. 滑步站立訓練（Sliding Stand-up）
11. 滑步外展訓練（Sliding Abduction）

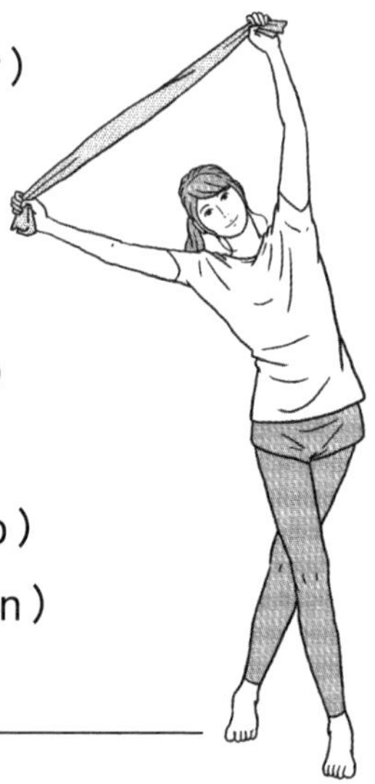

第1章

髖關節為何如此靈活？

髖關節可以朝六個方向轉動

髖關節的最大特徵，就是非常靈活。

事實上，髖關節可以朝六個方向轉動。這六個方向分別為「屈曲」、「伸展」、「外展」、「內收」、「外旋」、「內旋」。因為可以朝這六個方向活動自如，讓人類可以做出許多動作。

髖關節是人體最大的關節，負責連接骨盆與股骨這樣的大骨頭（▼參照P．24）。髖關節本身的構造為「球窩關節」，除了讓上述兩大骨頭扣在一起外，更是為了能自由地朝六個方向轉動。

大腿骨（股骨）最上方的「骨頭」呈圓球狀，這個「股骨頭」卡進骨盆凹進去的「髖臼」裡，形成髖關節。

請從根部試著把大腿轉一轉。如何？應該能確實體會到何謂球窩關節了吧？

像這樣，同樣擁有球窩關節構造的還有「肩關節」。我們的胳膊也是可以從根部360度地轉動。肩關節和髖關節一樣，可動區域（可以活動的範圍）非常廣，是可自由活動的關節。

此外，肘關節中的「肱橈關節」也屬於球窩關節（其實，手肘是由複數的關節組合而成）。

可動區域的「角度」重要嗎？

髖關節的可動範圍大，可朝屈曲、伸展、外展、內收、外旋、內旋六個方向轉動，而這可動區域的「角度」：每個方向最多可轉動到怎樣的程度，也關係著髖關節的靈活度。下頁所示，是日本整形外科學會所訂定的髖關節活動度的標準值。基本上，能做到標準值的角度，代表髖關節是正常的。

圖解 髖關節的可動區域

屈曲

一隻腳屈膝抬起，使大腿盡量靠近身體。走路、跑步、坐下、蹲下等，日常生活中經常會有髖屈曲的動作。

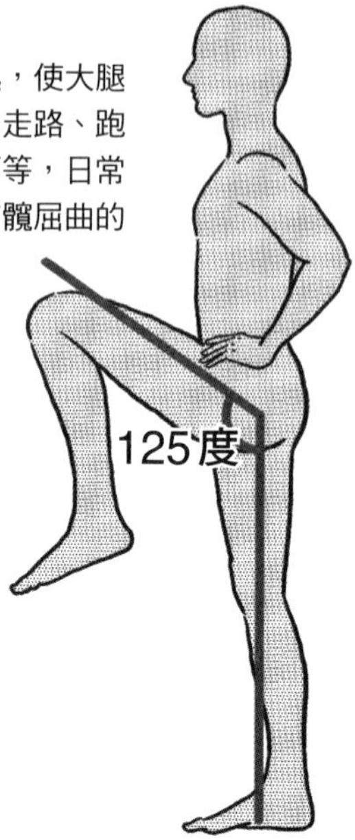

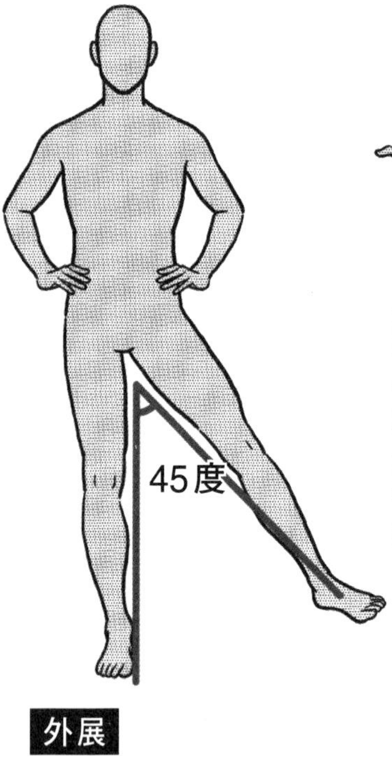

伸展

一隻腳筆直地往後延伸舉起。站起來、跳躍、大步走或跑、做後抬腿等動作時，髖關節都必須伸展。

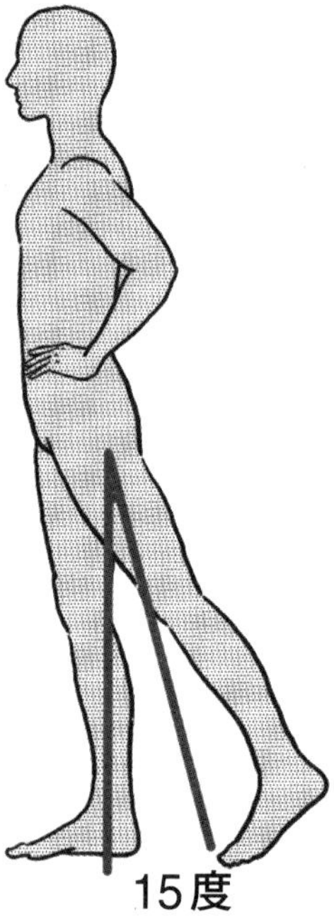

外展

一隻腳從身體中線往外側延展開來。兩腳分開的角度加起來有90度就算及格了。

外旋

單腳屈膝抬起，把大腿往外旋轉開來。平常不太會出現這樣的動作，但運動時很常見。

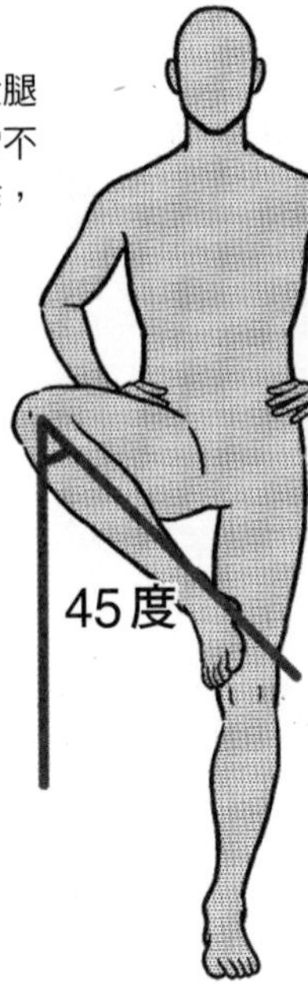

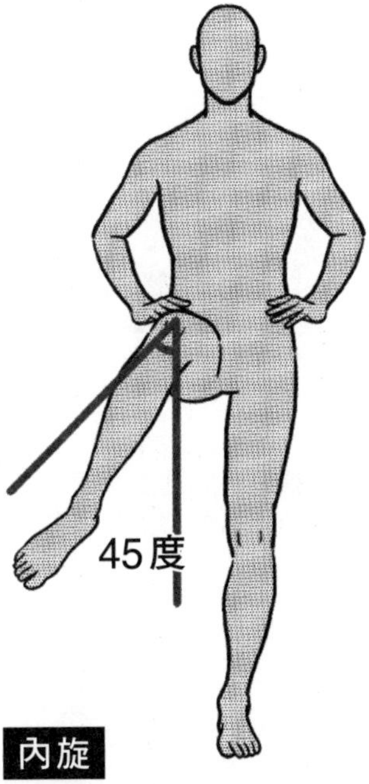

內旋

單腳屈膝抬起，把大腿往內旋轉進來。快跌倒時用力踩地、勉強煞住的瞬間，或是腳掌內八站著的時候，髖關節都會往內旋。

內收

一隻腳筆直地往身體中線收夾進來。兩腿交叉或金剛跪坐時，髖關節都會往內收緊。

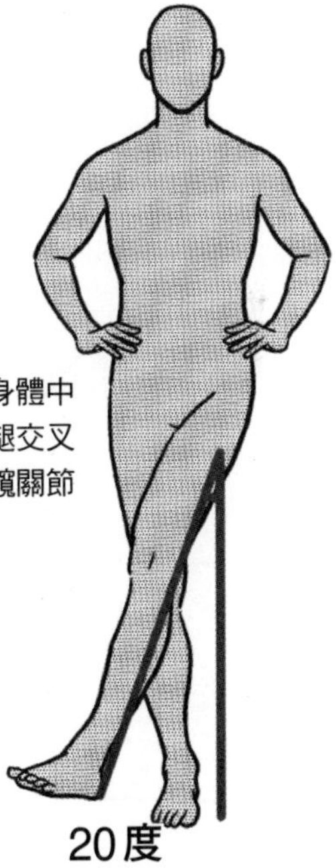

話說，要如何測定髖關節可動區域的角度大小呢？不妨試試這個：臉朝上仰躺，彎曲一邊的膝蓋，讓大腿盡量貼近身體，藉此測試髖「屈曲」的角度，如果有125度的話，代表髖屈的角度是合格的，坐著、蹲著、爬樓梯、搭公車、穿襪子、剪腳趾甲等，都沒有問題。

至於髖的「伸展」，我們就趴下來測試。臉朝下趴好，把腿伸直，試著從大腿根部把一隻腳抬起。你可以抬多高？15度左右就算及格了。

我到美國受訓大約是在30年前，記得當時我覺得這些角度無比重要，還特地讓學員躺下測試，拿量角器仔細地測量。一旦發現角度太小，我就會安排一些伸展課程，想辦法加大對方髖部的可動區域。

不過，如今我已經不這麼做了。因為每個人適合的髖關節活動度都不一樣。要想評估某人的髖關節是否正常、有功能，並不需要嚴格地去測量角度。

可動區域不是越大越好

當然，一旦髖關節的可動區域太小，路面稍有不平就會磕絆、跌倒，蹲下再站起來也會有困難。然而，這並不表示可動區域越大就越好。

比方說，芭蕾舞者或體操選手的身體非常柔軟，他們的腿可以完全劈開到180度。你很羨慕，「希望自己也能做到180度劈腿」，於是每天勤練伸展，想辦法開髖。所謂側劈，就是髖關節外展的動作。不過，就連日本整形外科學會都說，外展的標準值是45度，換句話說，兩條腿能開到90度就算及格了。

事實上，關節周圍的肌肉太過柔軟也不行。過猶不及，肌肉還是要有一點力量，否則反而會出問題。

再說了，一味地追求柔軟，拚命想把腿劈開，將使髖關節的韌帶被過分拉扯，拉傷都有可能。髖關節太鬆，一點力量都沒有的話，也很難支撐起整個身體。所以說，髖關節的可動區域，到底怎樣才叫適當？希望能透過本書，讓我們一起來思考。

自行評估髖關節的功能

可是，我要怎麼知道自己的髖關節是否正常呢？既然可動區域的角度沒有那麼重要，那麼有沒有其他標準可以提供我做判斷呢？

我在教學現場，為了確認學員髖關節的狀況，都會請他們做「自我評估」（▼參照P．28），藉以評估其髖關節是否「正常」，是否具備應有的功能。該檢測主要為「屈曲、伸展」與「旋轉」兩套動作。

測試時，請都站在椅子前（雙腳平行，與肩同寬），一隻腿往後延伸，擺出弓箭步（前腳膝蓋彎曲，大腿、小腿呈90度）的姿勢，準備。首先，我們先做髖「屈曲、伸展」的測試。後面那隻腳的髖，是否足夠柔軟，能確實伸直？站起來的時候，髖是否有足夠的力量能往前彎曲？接著是髖「旋轉」的測試。所謂旋轉，分為外旋與內旋。要讓髖順利做到外旋與內旋，除了可動區域要大之外，還需有一定的肌力，以及讓身體保持穩定的平衡力。這些藉由內、外旋測試，都可以有所了解。

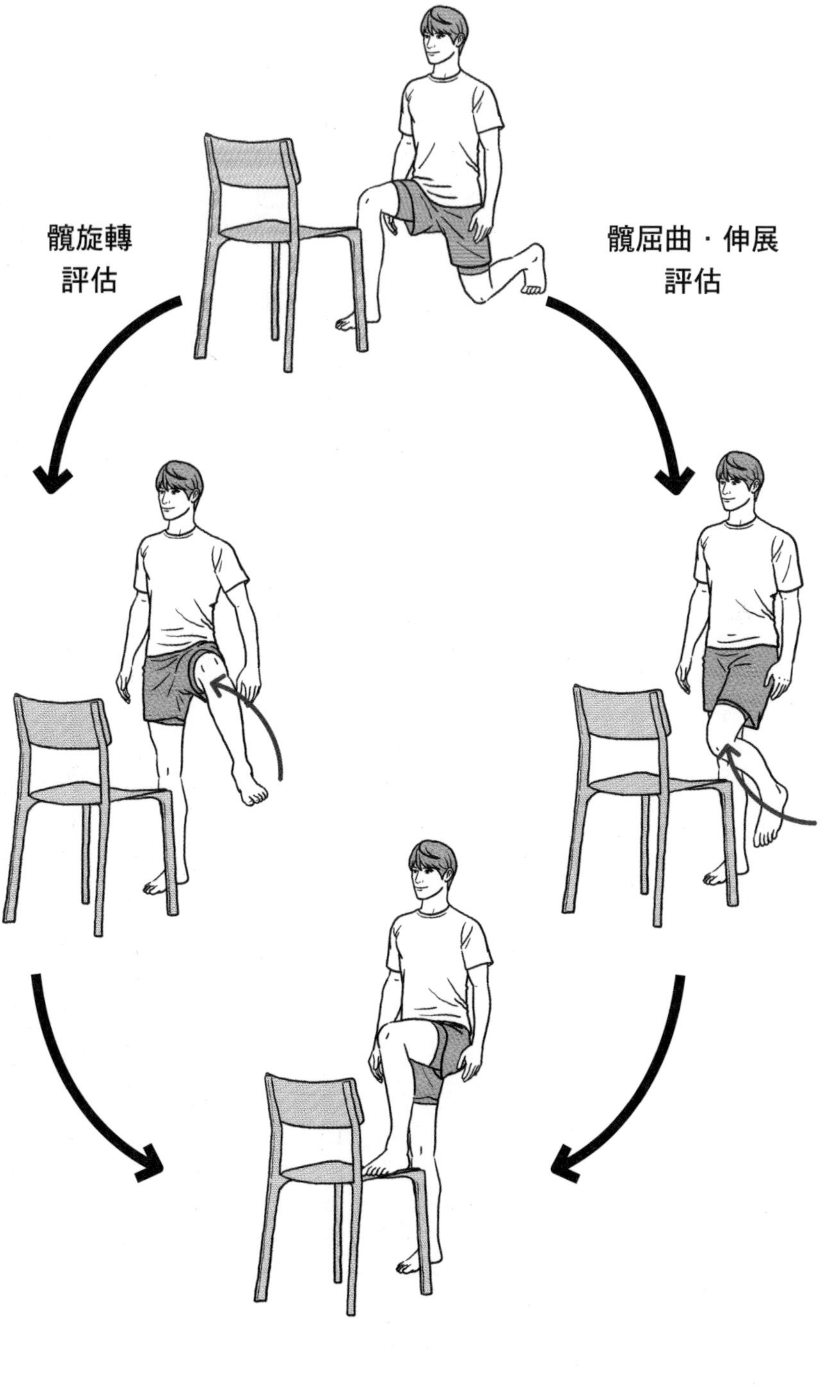
髖旋轉
評估
髖屈曲・伸展
評估

這兩套動作，請左右兩腳都測試看看。如果每邊都能順利做上三次，代表髖關節是沒問題的，功能正常。若是職業運動員的話，還請做上十次，這樣會比較準確。

相反地，在做測試時，如果身體左搖右晃、很不穩定，或是覺得哪裡卡卡的，要站起來很困難的話，那就表示髖關節可能出了問題。這個時候，請參考第4章以後介紹的髖關節運動，想辦法改善自己的髖關節。

這套評估方法是我發明的，它的好處在於隨時隨地都可以進行檢測，掌握自己髖關節的狀況。請你一邊做著髖關節改善運動，一邊在運動前、後進行髖關節的測試，如此，你將能真實體會到自己的髖關節真的越來越好了。

多達23塊肌肉參與髖關節的運作

髖關節連接我們的上半身與下半身，是人體最大的關節，也是最「重要」的關節。也因此，身體勻出很多塊肌肉來保護它、支持它。

沿著骨頭分布，負責支持身體活動的肌肉被稱為「骨骼肌」。基本上，說到肌肉，通常指的是骨骼肌。藉由肌腱，骨骼肌的兩端與骨頭接合在一起。

關節四周與其產生連動的肌肉，各自附著在構成該關節的每塊骨頭上。於是，透過肌肉的收縮與伸展，關節得以活動起來。

也因此，髖關節周圍的肌肉，分別與骨盆（包括其上的腰椎）和股骨（包括其下的下肢骨）的每塊骨頭產生連結，影響著它們的活動。

參與髖關節活動的肌肉很多，據說多達23塊（▼參照P.26）。不過，關於「23」這

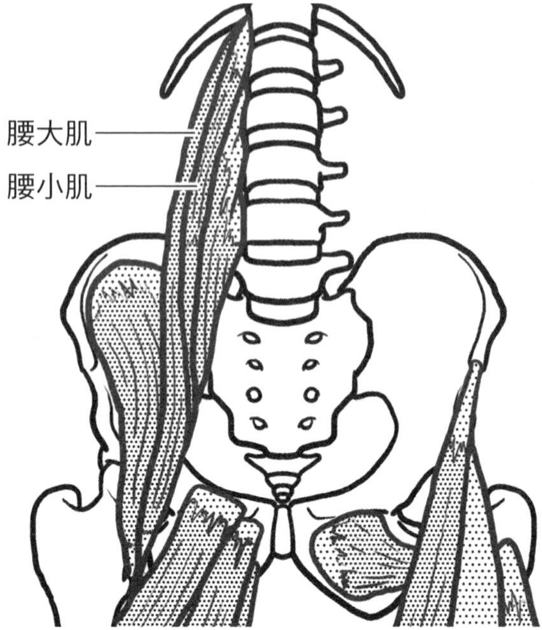

個數字，可謂眾說紛紜，也有專家主張其實沒那麼多。

髖關節肌肉數的各派說法

關於髖關節的肌肉數，眾說紛紜，其實還蠻有趣的。比方說，有人認為「腰小肌」藏在「腰大肌」這樣的大肌肉裡面，沒有直接參與髖關節的運作，應該不算才對。

此外，也有人主張：內收短肌、內收長肌、內收大肌等肌肉加起來，統稱為「髖關節

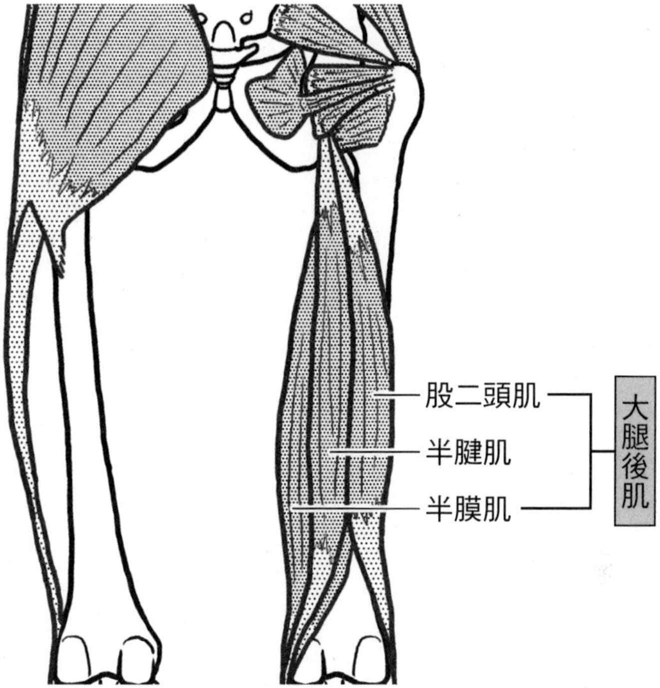

內收肌群」，而大腿後側的股二頭肌、半腱肌、半膜肌，統稱為「大腿後肌」（Hamstring），應該只能各算一個。也就是說，在算肌肉數的時候，要用數塊肌肉合起來的統稱算，還是分開算，結果也會不一樣。

不管怎麼樣，在人體多達260個關節（這個數字也是眾說紛紜）裡面，髖關節是唯一一個跟這麼多塊肌肉產生連動的，這些肌肉影響、左右著髖關節的運作。

「穩定性」與「靈活性」，何者為髖關節的主要功能？

讓我們來思考一下，為什麼需要那麼多肌肉來參與髖關節的運作？

說起髖關節，主要有兩大功能，一是保持身體的「穩定性」，二是維持身體的「靈活性」。

穩定性，顧名思義，指的是對抗地心引力，支撐起身體，讓身體在做各種動作或姿勢時能夠保持穩定。至於靈活性，則是指關節足夠靈活，能讓身體隨心所欲地行動。

那麼，到底髖關節的主要功能是什麼？是為了穩定身體而存在？還是為了讓身體能自由活動呢？關於這點，體能訓練師、物理治療師、大學的研究者等專家各有不同的看法。大多數人認為，「穩定性」與「靈活性」都是髖關節的功能，沒有孰重孰輕，但也有「穩定性為主」或「靈活性為主」的說法。

穩定性那派的說法是：「人類的關節，從腳跟往上數，分別以穩定、靈活、穩定為主要任務，如此輪番交替」。換句話說，腳踝是負責穩定的關節，膝蓋是負責活動的關節，輪到髖關節時，自然是負責穩定的關節了。

至於靈活性那派的論調則是：髖關節的可動區域廣，活動度高，便是最好的證明。再說了，髖關節周圍有股四頭肌、大腿後肌等大塊肌肉，不就是為了「要讓支撐身體的骨盆保持穩定，所以才需要那麼大塊的肌肉嗎？」主張髖關節為穩定性關節的人這麼說。但這時靈活性那派又有意見了：「那是為了讓腳能大步輕鬆地移動，好嗎？」雙方爭論不休。

至於我的看法是，「髖關節同時具有穩定身體、讓身體自由行動的功能」，是穩定性與靈活性兼備的關節。仔細觀察髖關節的構造和肌肉的活動就會曉得，其實無法斷言誰是主要功能，兩者同樣重要。

站也好，坐也罷；走也好，跑也罷，在做許多動作時，支撐著我們的身體，讓它在穩定中順利移動，這些都需要許多肌肉攜手合作，才能發揮相加相乘的效果。

是的，光就把穩定性與靈活性這兩大作用完美融合的這點，就讓我深刻體會到髖關節有多神奇。

大家覺得如何呢？從穩定性與靈活性的角度切入，去思索髖關節存在的意義，應該對它會有更深的認識吧！

出問題的肌肉不同，症狀也會不同

髖關節的構造複雜，多達23塊肌肉與它產生連動，這也正是髖關節問題難解的主要原因。

這裡面會有視情況適度伸縮、好好工作的「模範」肌肉，也會有偷懶、不思進取的失職肌肉。換句話說，當肌肉過於緊繃或僵硬，無法確實伸展或收縮時，就會變成失職肌肉。

髖關節裡，一旦某塊肌肉成了失職肌肉，骨盆和大腿骨的位置就會錯開、不協調，導致身體的重量全壓在某個部位上，這時問題就產生了。不僅如此，哪塊肌肉出了問題，表現在身體的症狀也會不一樣。「明明我站著的時候還好好的，一開始走路就痛了。」「明明我坐著時沒什麼感覺，但要起身就有點吃力了。」「看到樓梯我就害怕，尤其是下樓的時候。」等等，每個人髖關節出問題的時間點和狀況都不一樣。

一句「髖關節感覺怪怪的」，症狀卻有千百種，因人而異。到底是哪塊肌肉沒在好好工作？一般人根本無從得知，就連專業的運動教練處理起來也很棘手……。

許多肌肉參與運作，導致髖關節的問題錯綜複雜，而這正是髖關節無與倫比的神奇之處。

黑猩猩不知何謂「髖關節痛」？

人類這種動物，以直立兩足行走為特徵。據說人類能完全做到直立兩足行走，大約在三百萬年前。

說到用兩條腿走路的動物，除了人以外，還有鳥和袋鼠，再往前推的話，好像有一部分的恐龍也是如此。然而，直立兩足行走，也就是腳和身體與地面垂直站立，並用兩條腿步行的，目前只有人類。

可能有人會想，黑猩猩不也是直立兩足行走的動物嗎？其實不然。黑猩猩走路時髖關節是彎曲的，膝蓋也是彎曲的，因此不符合其中直立的條件。這點看骨骼構造便知道了。

人類在做到完全直立兩足行走的之前與之後，到底發生了怎樣的變化？我們不妨拿

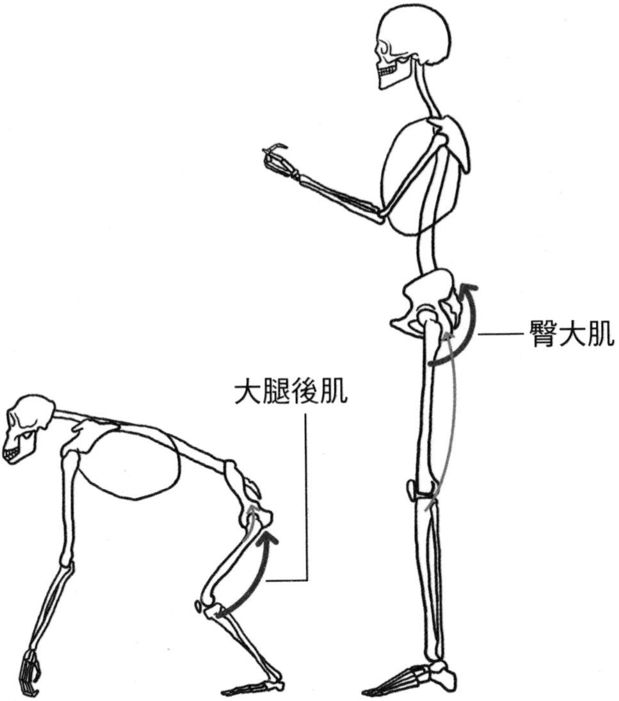

人類的近親、類人猿的黑猩猩與之相比，或許就能有所了解。

黑猩猩也能用兩條腿站著，但在走路時，牠必須用手撐地，身體前傾，與地面並不是垂直的。

從遺傳的角度來看，人類與黑猩猩的DNA序列有98．7%的相似度，然而，兩者的骨骼結構卻大不相同、天差地遠。

人類是用「臀大肌」走路

兩手拄著地、往前進的黑猩猩，走或跑時，縱長的方形骨盆呈現往前傾斜的狀態。而且，牠的髖關節是彎曲的，換句話說，行進時牠會先彎腰，讓背骨（脊椎）與大腿骨幾乎呈90度，然後靠大腿後側的大腿後肌發力，朝地面踢蹬出去，咚咚地往前進。

反觀人類行進時，背骨與大腿骨呈一直線，剛好與地面是垂直的。主要發動的肌肉也不是大腿後肌，而是臀部表層的大肌肉：臀大肌。當然，人類走路時也會用到大腿肌肉，但主角還是臀部肌肉。

臀大肌從後方支撐著立起來的骨盆，幫忙把髖關節拉直的身體往前送，在它的作用下，人類得以邁開腳步。從後面看，可以看到隨著臀大肌「右、左、右、左」地輪流發動，人類的兩片屁股也是一前一後地往前推送。藉由臀大肌支撐著骨盆，人類得以保持姿勢的穩定。走起路來步伐穩健，不會東搖西晃不說，步距自然加大，行動力也大幅提升。

是的，人類與黑猩猩不光是骨骼結構不同，行走時所使用到的肌肉也不一樣。是不是很有趣？

黑猩猩的骨盆是扁平的長方形

試著比較人類與黑猩猩的骨骼形狀，會發現最大的差異在於骨盆。

正如前面的骨骼構造圖所示，黑猩猩的骨盆是縱長、扁平的長方形，看上去就像是一塊板子。相形之下，人類的骨盆前後是膨起的，從髂骨到恥骨的這段特別往前突。這是什麼道理呢？

人類一直以直立的狀態活動著，為了不讓腹腔中的內臟跟著地心引力往下墜，必須用骨盆接著才行。至於兩手拄地、四肢並用行走的黑猩猩，此時的髖關節是彎曲的，骨盆無法接住內臟，因此據說牠是用腹肌支撐住內臟的。

如果直立兩足行走的人類，骨盆長得跟黑猩猩的一樣，那麼內臟肯定會毫無支撐地直接往下墜。

從正面看，人類與黑猩猩的骨盆，形狀也是大不相同。

黑猩猩的骨盆　　人類的骨盆

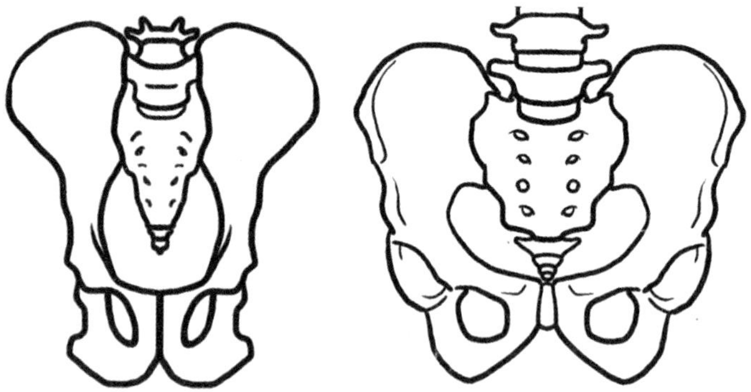

相較於黑猩猩的骨盆又長又窄，人類的骨盆是比較寬的，長得像是碗的形狀。之所以演化成碗的形狀，前面已經講過了，是為了接住內臟，讓它不致往下墜。至於骨盆寬這件事，則讓與大腿骨相扣的髖關節，距離身體的中心線，比黑猩猩的遠上許多。

是的，黑猩猩與人類的髖關節，光從骨骼構造看，就有很明顯的不同。而採取直立兩足行走的人類，上半身的重量全壓在髖關節上，相較於用手輔助、四肢並用的黑猩猩，人類髖關節的負擔怎能不大？

因此，隨著年齡的增長，日積月累的

傷害導致髖關節疼痛、感覺不舒服的人越來越多。相反地，對黑猩猩而言，恐怕不知髖關節痛為何物吧？當然，這得問黑猩猩本人才能確定……。

為了實現直立兩足行走這件事，人類可說是苛待、勉強自己的身體。髖關節在四肢著地的情況下，肯定是彎曲的，但為了做到直立兩足行走，大腿根部、鼠蹊的地方必須完全打直，加上體重或步行時的重力全靠兩條腿支撐，造成髖關節所承受的壓力非常巨大。

髖關節疼痛確實是個棘手的問題，但仔細一想，這是為了讓兩隻手騰出來必須付出的代價，恐怕也只有直立兩足行走的人類才有此困擾吧！

驅動髖關節的神奇肌肉

人類直立兩足行走時用到最多的肌肉、最活躍的臀大肌，是臀部肌肉中最大塊的肌肉，上下幅度特別長，是它的特徵。而臀大肌的獨特之處還在於：上、下兩段各有不同的功能。

臀大肌從骨盆的後方一路延伸到大腿的外側。當我們站立或走路時，臀大肌會協同骨盆前方的髂腰肌，幫忙把大腿往後拉。換句話說，其主要功能為髖關節的伸展。除此之外，臀大肌的上半段（上段纖維）和下半段（下段纖維）則分別負責髖的外展與內收。

外展與內收，這不是兩個完全相反的方向嗎？或許你會這麼想，確實如此。臀大肌就像是有兩個分身似的，一分為二，各做各的事。

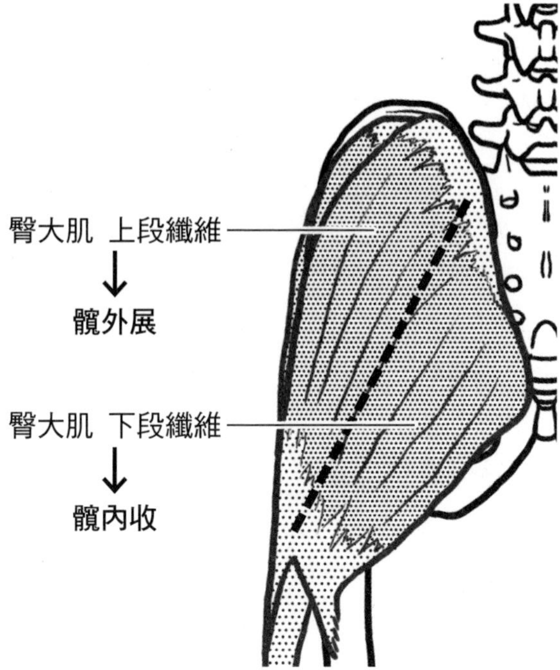

髖外展，指的是把腿從身體中線往外延展開來，就是所謂的「開腿」。至於內收，則是把腿往身體中線收夾進來。兩腿交叉或做金剛跪坐時，髖關節都會往內收緊。

臀大肌的上、下兩部分做著完全相反的事，是因為與肌肉纖維結合的筋膜各不相同的緣故。具體來說，與上段纖維結合的筋膜是髂脛束，與下段纖維結合的則是臀肌粗隆（Tuberosity）。

可以說，髖關節之所以能夠維持穩定，主要是靠著臀大肌上、下兩段肌肉的互相牽制與拉扯。髖關節為球窩關節，如果沒有東西固定住它的話，不就360度地轉個不停？因此它上面包覆著臀大肌，藉由上、下段肌肉的互相牽制與拉扯，髖關節得以四平八穩、不致失衡。

臀大肌上、下兩段肌肉的狀態，人人不同

每個人臀大肌上、下兩段的肌肉狀態不盡相同，這主要取決於平日動作的習慣，以及肌肉的發達程度。

舉步態為例，像模特兒走台步那樣，骨盆立起，大步刷刷向前走的人，他的上段臀肌肯定十分發達。相反地，彎腰駝背，步伐小，像是拖著腳走路的人，上段的臀大肌肯定不怎麼樣。會有這種步態的人，走路時用的不是髖關節，而是膝蓋以下的肌肉。

此外，上段臀肌發達的人，做起髖關節外展也會比較容易，換句話說，他走路時腳是比較邁得開的。像我自己就明顯感覺到，臀大肌的上段有認真在工作，走路時髖關

節也有被延展開來的感覺。

另一方面，臀大肌上段無力的人，下段就會比較強，做起內收反而比較容易。

說到這裡，你知道自己的臀大肌哪一部分比較發達嗎？是上段、還是下段？這是個很困難的問題，就連職業運動員也未必回答得出來。

事實上，鍛鍊臀大肌的上段與下段，所使用的項目是不一樣的。以利用自身體重進行徒手練習的自重訓練為例，鍛鍊上段臀肌的代表性項目為「髖伸展運動」（Hip extension），鍛鍊下段的則為「抬臀運動」（Hip lift）。

做這兩項運動時，特別留意何者「對臀大肌上段有效」，何者「對臀大肌下段有效」，持續一段時間後，應該就能體會兩者的差異了。與髖關節產生連動的臀大肌，其上下兩段的功能和狀態是不一樣的。如果能體會到這一點，應該就能窺見髖關節的奧祕了。

髖關節旋轉會用到的「外旋肌群」

臀大肌的內側，有六塊被稱為外旋肌群的肌肉。

它們分別是梨狀肌、閉孔內肌、上孖肌、下孖肌、股方肌、閉孔外肌等六塊小肌肉。

這些肌肉主要作用於髖關節的外旋與內旋。大腿往內扭轉進來為內旋，往外扭轉開來則為外旋。內旋與外旋加在一起，統稱為旋轉。所謂的旋轉，說白了，就是身體的某部分沿著中心線左右扭轉的動作。脖子或腰部水平地左右轉動也是旋轉。

請雙腳平行、立正站好，試著把一隻腳的大腿往內側（身體的中軸）旋轉進來看看。這時腳尖朝內、腳掌內八，是內旋。相反地，把大腿往外扭轉開來，這時腳尖朝外、腳掌外八，是外旋。

外旋肌群的有趣之處在於，雖然名字叫做「外旋」，但有時也會發揮內旋的作用。

在髖關節彎曲角度為0的狀態下，我們的腳是完全打直的，這時靠著外旋肌群的作用，我們的腳就能做到外旋。舉例來說，臉朝上仰躺的時候，我們的大腿會很自然地

外旋肌群

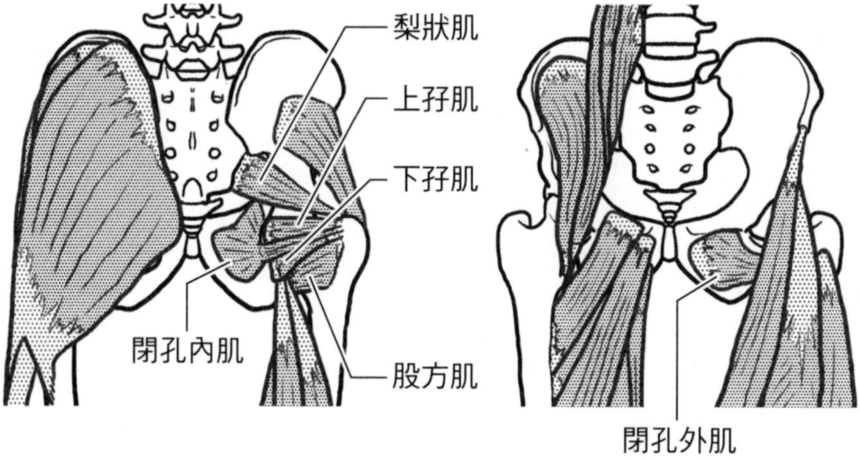

往外扭轉開來，這便是外旋肌群作用的結果。

然而，在髖關節彎曲呈90度的狀態下，外旋肌群中的梨狀肌，也能發揮相反的內旋作用。同樣一塊肌肉，因為髖彎曲的角度不同，竟然有完全相反的功能！這也太複雜了吧？是的，在外旋肌群複雜、精密的運作下，髖關節得以維持穩定。

雖說髖關節總共可以朝六個方向轉動，但平日裡我們活動的時候，它轉動的方向往往是複合的，而非單一的。換句話說，它可能一邊屈曲，一邊外展或內收，或一邊屈曲，一邊做著外旋或內旋。

因此，為了在日常生活中，不管是坐下、蹲下、站起來、上下樓梯、上下車、穿脫襪子、剪腳趾甲等這些動作都能做得毫不費力，髖的可動區域必須要夠：屈曲角度達到120～130，外展角度為20，外旋角度為30，內旋角度則至少有20才行。

過度跑步、走路所引起的「梨狀肌症候群」

與髖關節有關的肌肉裡，就屬六塊小肌肉所組成的外旋肌群特別複雜、難搞。

外旋肌群主要負責髖關節的旋轉，然而，隨著髖彎曲的角度不同，六塊肌肉所承受的重量、貢獻度也各不相同。

這六塊肌肉能各司其職、合作無間地為身體工作自然很好，但就怕有的一心求表現，有的又太過懶散，勞逸不均的情況下，身體的狀況就來了。一味偷懶、都沒在工作的肌肉會越來越沒力；表現太好、太認真的肌肉則會越來越僵硬。於是，髖關節的活動度變差，不舒服或疼痛就產生了。

其中最容易僵硬的，是外旋肌群中最大塊的梨狀肌。偏偏梨狀肌的下面剛好有坐骨神經經過，梨狀肌一旦僵硬，坐骨神經便會受到壓迫，導致情況越演越烈。這便是被視為腰痛毛病之一的「梨狀肌症候群」。

梨狀肌症候群尤其好發在跑者身上。平常習慣走路的人，每天都健走的人，興趣為健行、登山的人，都要小心梨狀肌症候群。

當腳踩地的時候，為了保持平衡，髖關節必須做出內旋或外旋。特別是走在未經修整、凹凸不平的道路上，肌肉得用更多力氣才能讓髖關節旋轉。

是的，在外旋肌群過分操勞的情況下，梨狀肌會變硬，這時利用伸展等運動放鬆梨狀肌是第一要緊的事（▼參照Ｐ·２３０▼Ｐ·２４５）。

人類尚未完全適應直立兩足行走？

拿人類的骨骼與黑猩猩的相比會發現，人類為了做到直立兩足行走，迫使髖關節發生了很大的變化。

然而，針對髖關節的構造再深究下去，我們甚至會感覺到，人類其實也沒有完全駕馭直立兩足行走的身體姿勢。

這怎麼說呢？問題就出在髖關節卡榫的部位上。

髖關節的卡榫部位，骨頭與骨頭互相卡扣住的地方，是球狀的股骨頭嵌入髖臼的凹窩裡。藉由這一凹一凸兩根骨頭的卡好、卡滿，行進時，髖關節得以承受來自腳底的反作用力，也能撐起上半身的重量，幫助身體完成各種動作。

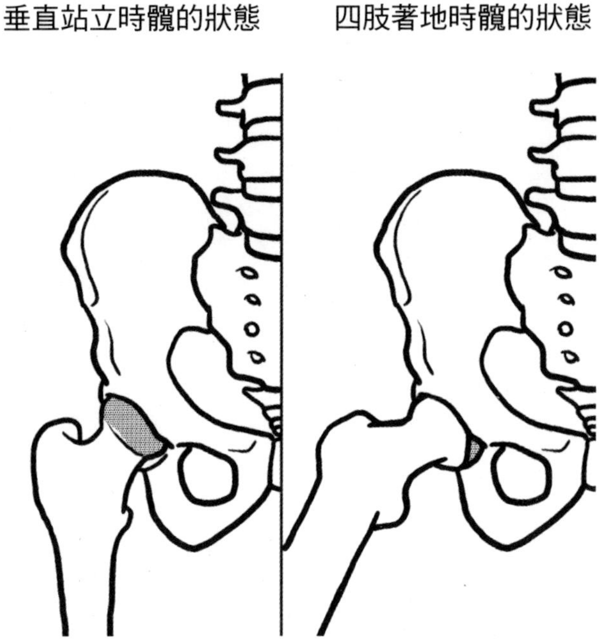

因此，髖關節的卡榫部位，股骨頭與髖臼銜接的地方，若能密合將會最為理想。只有這兩塊骨頭卡得緊密牢靠，髖才能承受地面的反作用力與身體的重量。

然而，仔細觀察人類直立時髖的狀態會發現，大腿骨球狀的部分並沒有完全被髖臼給包覆住，有些股骨頭露了出來。

那麼，股骨頭什麼時候會完全被髖臼給包覆住呢？當髖關節彎曲呈90度，且有點外轉的情況下，股骨頭是完全卡進髖臼裡的。這是我們四肢著地時的狀態。

若著眼於股骨頭未能完全被髖臼給包覆住的這點來看，可以說人類的髖關節尚未完全適應直立兩足行走，可能比較適合用四隻腳走路。

人類的身體花了三百萬年演化，好不容易才做到直立兩足行走，沒想到四肢著地用爬的情況下，髖關節反而比較穩定，這也太諷刺了吧……。

髖關節「越不動」越不舒服

的確，光從骨骼來看，髖關節或許不夠完美。不過，正因為如此，我們才會有多達23塊肌肉來輔佐髖關節，幫助它發揮最大的功能。

說起髖關節的功能，主要為穩定性與靈活性兩方面。從穩定性的角度來說，髖關節或許不夠完美，但從靈活性來說，髖關節可謂十分傑出。

換句話說，人類的髖關節，不只為了支撐身體而存在，也為了活動身體、方便移動而演變成今日的狀態。然而，隨著交通工具的進步、科技產業的發達，現代人即使髖關節不工作，也能隔空把事情給辦成了。

是的，我們使用髖關節的機會越來越少，於是問題就產生了。隨著「不動」的時間變長，髖關節周圍的肌肉就會越僵硬或是越無力，身體的毛病就來了。

在桌椅下功夫，減輕髖關節的負擔

一整天，大部分的時間都坐在椅子上，以髖關節彎曲的姿勢做事或辦公，這已經是我們的日常了。然而，長時間久坐的生活方式，很容易造成肌肉的使用不平均。

當我們坐著的時候，髖關節前側的肌肉（股四頭肌等）是收縮的，而後側的肌肉（大腿後肌等）則是拉長的。久坐讓這些肌肉「一直收縮」或「一直拉長」，負擔越來越大。

相反地，偶爾站起來，走一走、動一動，髖關節周圍的肌肉就不會只有收縮或拉長，受力也不會那麼不平均。因此，為了髖關節的健康著想，不管怎麼樣，都希望能站著工作，而不是坐著工作。

如今已經有公司引進站立式辦公桌，讓員工站著辦公。對保護髖關節來說，這樣做不無道理。上班時間一直站著，未免太過辛苦，但如果可以的話，一天至少一個小時或三十分鐘，採取站著辦公的姿勢吧！

除了站立式辦公桌以外，還有站立式辦公椅，應該也有不錯的效果。站著，稍微把屁股往下沉，掛坐在椅座上。這樣坐其實很接近站著，髖關節彎曲的角度沒那麼大，比起坐在一般的辦公椅上工作，髖關節的負擔將會減輕很多。

維持淺淺掛坐的姿勢，腳一伸、一踩就能馬上站起來，不像沙發或一般的椅子，坐下去就不想起來或起不來。站立式辦公椅，方便你隨時起身，活動筋骨。自己帶桌椅進辦公室或許有困難，但在家工作的日子，不妨採取這樣的辦公姿勢。其實不只辦公，玩遊戲、閱讀、觀看影片等，從事這類休閒活動時，也建議你不要一直坐著，這樣對髖關節比較友善喔！

「劈腿」隱藏的可怕風險

肌肉支撐著關節，讓身體能自由活動。然而，我們的身體裡面，除了肌肉外，還有一種組織具有穩定關節、移動身體的功能。它是何方神聖呢？

答案就是「韌帶」。韌帶連接著骨頭與骨頭，是一種纖維性的結締組織。不像肌肉隔著肌腱，附著在骨頭上，韌帶是直接附於骨頭的表面，因此，韌帶可以說是最接近骨頭、支撐著關節的組織。

打個簡單的比方，韌帶就像是把骨頭綁在一起的「透明膠帶」。每日辛苦操勞的髖關節附近，有著強而有力的韌帶，負責把大腿與骨盆收束起來。它和肌肉聯手，讓髖維持一定的穩定度與靈活度。

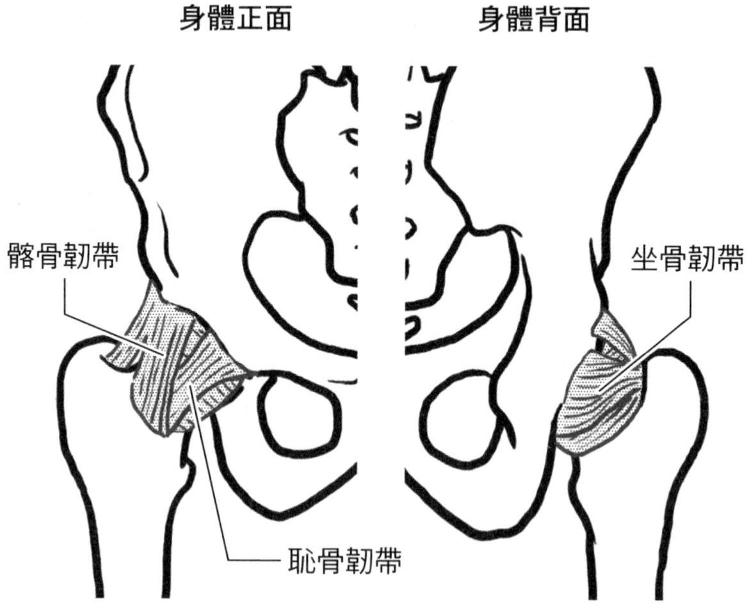

影響髖關節活動的韌帶有三個。前側有「髂骨韌帶」與「恥骨韌帶」，後側則有「坐骨韌帶」。

它們被歸類為「關節囊韌帶」。關節囊，指的是包裹關節的囊狀筋膜，從這筋膜分化長出的韌帶，即為關節囊韌帶。

髖關節伸直時韌帶是拉緊的

髖關節韌帶的一大特徵，就是當髖關節彎曲時，它是放鬆的，而當髖關節伸直時則是拉緊的。

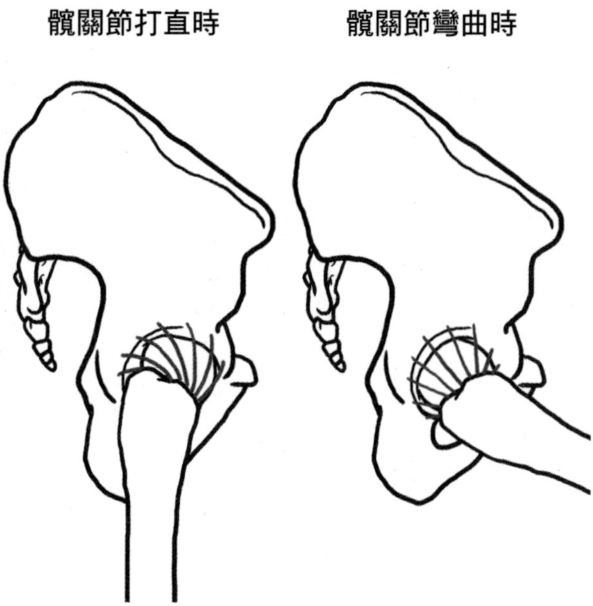

前面說過，當髖關節彎曲到90度時，股骨頭與髖臼最為密合，但當髖關節伸直時，股骨頭會有些跑出來，沒能完全被髖臼給包覆住。因此，就骨骼結構來說，髖關節彎曲時，身體會比較穩定。不過，當髖關節伸直時，我們還是可以靠韌帶束緊髖關節，維持身體的穩定。事實上，當髖關節直立的時候，韌帶會緊緊纏住股骨頭，用力把它往骨盆的方向拉，讓髖保留在原本的位子上。

順道一提，當髖關節彎曲時，

臀部肌肉也會出力，幫忙維持身體的穩定。

「前後劈腿」對韌帶的傷害

髖關節是人體最大的關節，同時具有穩定性與靈活性兩大功能，因此，跟髖關節有關的韌帶，一定得非常強大、健壯才行。

不過，再怎麼強壯的韌帶，突然被一陣猛扯的話，也是會受傷的。相信大家都有聽說運動員「因韌帶斷裂而不得不退賽」的新聞，運動時，我們的身體會在瞬間承受莫大的壓力，職業也好，業餘也罷，這時韌帶很容易被拉傷。

就髖關節來說，在做往後抬腿的伸展動作，或是往側邊舉起的外展動作時，韌帶是最容易受傷的。

即便是瑜珈或伸展這類看似和緩的運動，韌帶受傷的案例也不少。究其原因，主要在過度使用髖關節的前後劈腿上。在做俗稱一字馬的前後劈腿時，後腿的股骨頭會被拉著脫離髖骨，繃緊的韌帶承受著莫大的負擔。

因此，「追求標準的瑜珈體勢」、「拚命開髖，企圖把腿劈直」這些事，其實是非常危險的。

順道一提，在髖關節打直的情況下，不只韌帶，髂腰肌對髖關節的穩定也發揮了作用。在做髖關節活動度過大的前後劈腿時，輔助韌帶的髂腰肌也會被用力拉展開來。過度拉伸，將導致髂腰肌過於柔軟，失去力量，於是，肌力就有可能不足了。

盲目追求「180度劈腿」的代價

說到劈腿，有直劈的一字馬，也有橫劈的180度劈腿，兩者都伴隨著一定的風險。腳左右打開的180度劈腿，很容易造成大腿內側內收肌群拉傷。

一旦內收肌群受傷，變得過度柔軟，將導致髖關節內收（將大腿往身體中線靠攏）的力量薄弱，身體想要站直都會有困難。更糟的是，隨著年齡增長，肌肉會逐漸流失，髖關節的穩定度只會越來越差。髖關節很鬆，外展活動度大，除了造成姿勢不良的後遺症外，更會引發步行困難、容易跌倒等各種問題。

內收肌群力量不夠的老人家，不管站著、還是走路，膝蓋都是開開的，左右相隔很遠，這個大家應該都有見過。長年跳芭蕾舞的人，大腿的內收肌也是很弱的，於是，隨著年紀越大，腳就越是外八，久而久之就變成O型腿了。

人類身體裡的每個關節，都有其適當的可動區域。關節有它先天的限制，硬要勉強它，讓它超出老天規定的活動範圍，只會害韌帶拉傷，骨頭互相碰撞，進而使軟骨等內部組織受到損傷。

「可是，芭蕾舞者、韻律體操選手、花式滑冰選手，劈起腿來怎麼那麼輕鬆？就像吃飯喝水一樣。」或許你會這麼想。那是他們從小苦練，日積月累練出來的柔軟度與肌耐力，才得以超越人類髖關節的先天限制。

相撲力士也是如此。他們的身體那麼重，關節承受的負擔肯定很大，可是，人家的韌帶沒鬆、也沒斷掉，依然保有彈性，靠的是髖關節的柔軟度，以及能支撐起髖關節的肌肉力量，這都是平時練起來的。即便如此，他們的韌帶還是會拉傷、會斷掉，發生嚴重的運動傷害。

韌帶沒有血流經過，因此，髖關節的韌帶一旦受傷或斷掉，便再也回不去了。但放著不管，只會更糟。必須忍著痛，盡早展開復健才行。也有可能必須接受韌帶的重建手術。

人類的兩條腿，能夠分開90度已經足夠。一般人完全沒必要追求180度劈腿。此外，「髖關節柔軟、比較開的人，容易減肥，腿也會比較細」的說法，更是無稽之談。

硬要把腿劈開，挑戰自己髖關節的極限，是十分危險的。身為體能訓練師，這是我在上課前一定會反覆交代的注意事項。

髖關節的「唇」好厲害

我在美國受訓的時候，曾經親眼見過人類的髖關節。當時的震撼，讓我一輩子都忘不了。

股骨頭光滑平整的球面，簡直是上帝的傑作。啪噠一聲，它輕鬆卡進髖臼的凹窩裡，在裡面自由轉動。這麼完美的構造，真是太讓我驚艷了。

像顆圓球的股骨頭之所以能在髖臼裡靈活地轉來轉去，全靠髖關節優秀的潤滑機制。關鍵就在於「關節液」與「關節唇」。

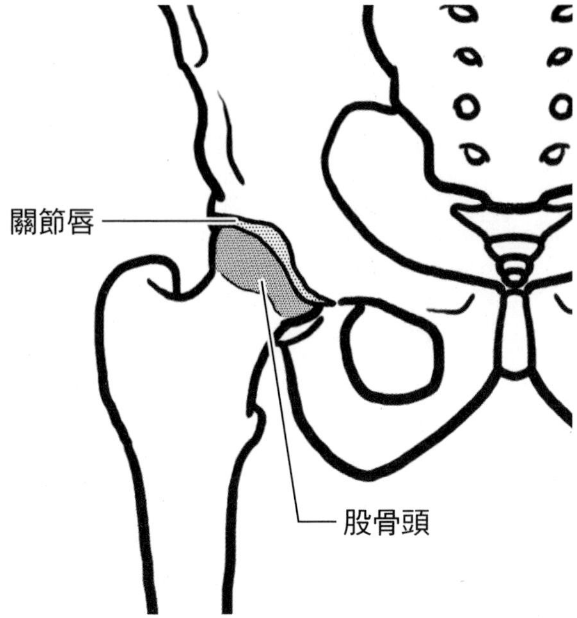
關節唇
股骨頭

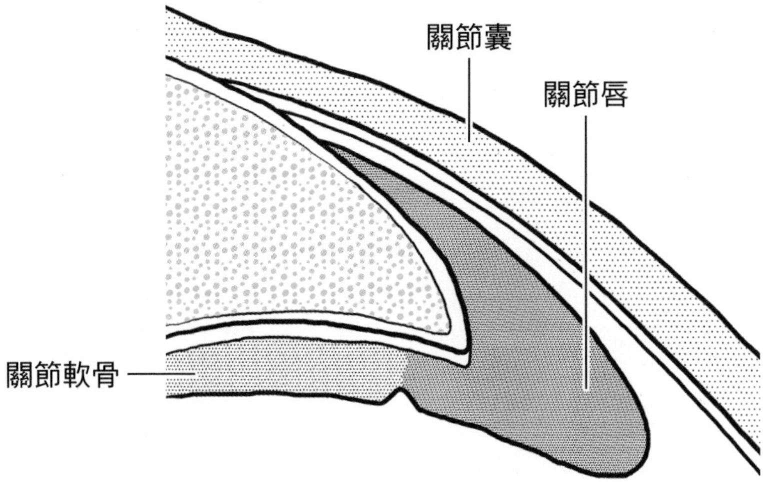
關節囊
關節唇
關節軟骨

為了讓關節能順暢地轉動，關節液發揮了很大的功用。關節液，是充滿於關節囊內部的透明、黏稠液體。由關節囊內層的「滑膜」所分泌，是減少摩擦、促進關節活動性的潤滑劑。除此之外，關節液還有分散關節內部壓力、提供養分給關節軟骨等功能。

關節自己會分泌這樣的液體就已經很神奇了，更神奇的是，髖關節還有關節唇這樣的配備。不瞞你說，我之所以這麼喜歡髖關節，全是因為關節唇的存在（同為球窩關節的肩關節也有關節唇）。

關節唇的兩大功能

髖關節的關節唇，是一圈包覆在髖臼周圍的纖維軟骨。這小小的軟骨組織，同時具有吸引與密封兩大功能。

所謂吸引，指的是把股骨頭吸進來，增加關節的密合度。至於密封，則是完全封閉關節內部，僅用少許關節液，便能減少摩擦，使關節活動自如。

關節唇說白了，就像是保鮮盒的「膠條」。因為有這膠條包裹住球關節，股骨頭與骨盆才能緊密貼合在一起，關節液也不至於漏洩出去。關節液只會在關節囊裡流動，即使關節的動作再大，股骨頭也不會滑脫出去，能在髖臼裡順利轉動。

保鮮盒的膠條一旦劣化，裡面的東西可能會潑灑出來，蓋子也沒辦法完全密合。髖關節也是，一旦少了關節唇，就無法自由活動了。

比機械還要靈活順暢

人類關節的神奇之處在於，不管是做負載小、速度慢的運動，還是負載大、速度快的運動，啟動的潤滑機制是不一樣的。當負載小、移動慢的時候，軟骨和軟骨會局部碰在一起，這時關節的作用是「邊界潤滑」；然而，當負載大、移動快的時候，重量則完全由關節液所傳送，關節的作用就成了「流體潤滑」。

關節能靈活順暢到什麼程度？不妨從「摩擦係數」的角度來切入。當進行負載小、速度慢的邊界潤滑時，所產生的摩擦係數確實不低。然而，當負重大、速度快時，流體潤滑所產生的摩擦係數卻非常低。

那麼，人類關節的摩擦係數，到底有多低呢？數字直接告訴我們驚人的答案。

說到靈活順暢，或許有人會想到「機械的軸承」。軸承的英文為bearing，日文寫成「軸受」，是支撐承受旋轉體的零件。軸承被應用於一切工業產品上，舉凡冰箱、吸塵器、空調等家電用品，或汽車、飛機等重工業，都少不了它。

日本有很多世界級的軸承製造商。換句話說，這個領域的技術是日本的看家本領。最先進的工業用軸承能達到的摩擦係數在0．01～0．03之間。反觀人類的關節，摩擦係數只有0．001～0．002，直接比機械的少了一個0，不到機械承軸的十分之一。

髖關節凌駕世間所有軸承之上，比任何軸承都還要好用。可以說，它之所以這麼優秀，全靠關節唇與關節液的幫忙。

截至目前為止，我們已經把髖關節如何柔軟、如何靈活的部分講完了。在眾多肌肉與強壯韌帶的扶持下，髖關節得以自由活動，支撐身體，完成走路、跑步、跳躍等各種動作。

這麼棒的髖關節只有人類才有，是不是很神奇？

不過，這樣的髖關節也會因為種種原因，產生疼痛與不適。誰是真正的傷髖禍首？又是如何演變至此的？關於這些，留待下一章再揭曉。

第2章

髖關節是怎麼受傷的？

當心退化性髖關節炎找上你

我之所以認為「人類的老化從髖關節開始」，是因為有很多人一旦感到髖關節疼痛或不適，就不再活動身體。身為體能訓練師，我的工作是讓大家盡可能體會到運動的樂趣與好處，然而，很多人跟我反應：「身體痛到不行，根本就動不了。」越是高齡者越是如此……。

既然身體有傷、感到疼痛，那就靜養休息吧！這或許是出於人類的本能，然而，什麼都不做地躺著，髖關節是不會變好的。

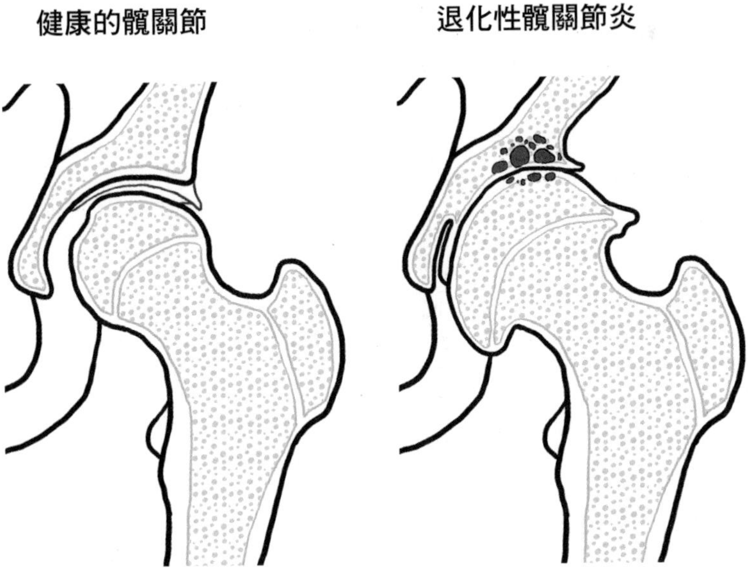

人類髖關節的使用年限，據說可以撐上七、八十年，可是如今的狀況是：五、六十歲就抱怨髖關節不好的人越來越多。其中更有先天髖關節發育不良，二、三十歲就感覺髖部疼痛與不適的人。

髖關節的毛病，最常見的是軟骨組織受損，導致關節變形的「退化性髖關節炎」。

髖關節、髖臼與股骨頭接觸的表面，覆蓋著平滑的軟骨組織，這種軟骨的功能就好比提供緩衝的軟墊，避免髖活動時，骨頭與骨頭碰撞在一起。然而，當軟骨磨損時，骨骼將直接受力、互相摩擦，於是，疼痛或不適感就產生了。所以說，髖關節想要活動順暢，少不了軟骨提供避震與保護。

站起來的瞬間，跨出步伐開始走的那一刻，若感覺髖關節卡卡的、怪怪的，或許就已經是退化性髖關節炎的初期了。

人類的身體也算是一種消耗品，經過長年累月的使用，久了自然會出狀況。髖關節也是，隨著磨耗日益嚴重，退化或損傷就在所難免了。

嚴重的話，不管睡著或醒著都痛

一開始，是邁開步伐或站起來時，感覺髖部怪怪的，或是走路走久了，會覺得腳非常沉重。雖說長時間走路腳會有一點痛，但休息過後也就好了。

然而，隨著髖關節的磨損日益嚴重，不適感慢慢變成了疼痛。髖關節的可動區域縮小，舉步維艱不說，上下樓梯、穿襪子、剪腳趾甲等動作都無法順利完成。

最後，最糟糕的是，連躺著休息或睡覺時都痛到無法忍受。

軟骨磨損變薄，導致關節的空間減少，骨頭也跟著變形。關節出現被稱為「骨囊腫」的空洞，或是長出「骨刺」等增生組織，疼痛越來越劇烈。

在日本，退化性髖關節炎無法確定原因的被稱為「一次性」，原因清楚的則稱為「二次性」。

雖說關節一次性退化的原因很難分說清楚，但大抵與年齡、肥胖、過度運動或生活習慣所導致的不良姿勢有關。

至於二次性的原因，有可能是發生在髖關節身上的「類風濕性關節炎」，或是股骨頭的血液循環不佳導致的「股骨頭缺血性壞死」，或者是股骨頭和髖臼兩者之一或兩者皆發生的骨質增生，兩塊骨骼不當撞擊所引發的「髖關節夾擠」（Femoroacetabular impingement, FAI，也稱為股骨髖臼夾擠症），又或是髖臼的凹槽太淺，股骨頭沒辦法完全卡進去的「髖發育不全」（Developmental Dysplasia of the Hip, DDH）等。除此之外，好發在骨密度下降、骨質疏鬆的高齡者身上的「股骨頸部骨折」，也是造成髖關節二次性退化的主要原因之一。

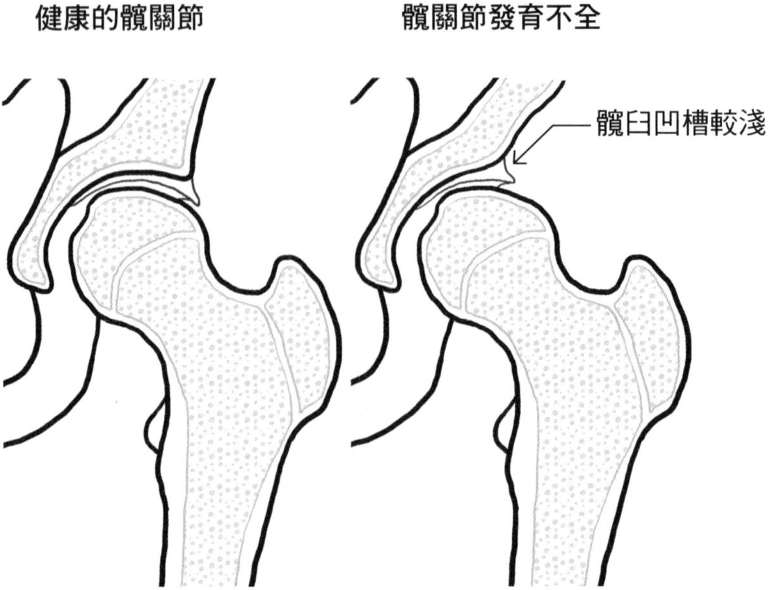

很多日本人先天「髖發育不全」

前面列舉的造成二次性關節退化的原因：「髖發育不全」，在日本人身上尤其常見。

髖發育不全，指的是髖關節「嵌合的程度」不夠，髖臼與股骨頭不夠密合，一旦體重過重或姿勢不良便會增加髖的負擔，造成軟骨磨損。

退化性髖關節炎因髖發育不全所造成的比例，成年男性為0～2%，成年女性為2～7%。女性遠高於男性。這意味著，女性天生髖臼淺的人比較多。

髖臼凹槽天生較淺的人，隨著年齡增長、歲月的流逝，應該會覺得髖越來越不舒服。前面提到，一次性的髖關節退化，大多是因為身體的不當使用方式——坐沒坐相、站沒站相，經年累月的不良習慣與姿勢所造成的。這點在髖發育不全的人身上，更是如此。換句話說，若想減輕症狀，降低髖關節的磨耗速度，就得把平常的不良習慣改正過來才行。

例如，經常聽人說：「坐著的時候，不要總是翹同一隻腳。」長時間翹同一隻腳，突然想要起身時，會覺得髖使不上力，站不起來。這是什麼緣故呢？因為長時間翹腳，會讓髖關節周圍的肌肉一直被拉往同一方向，於是，股骨頭脫離正常的位置，發生了錯位。

此外，穿高跟鞋、厚底鞋這些重心不好掌握的鞋子走路，也很容易造成股骨頭的位置跑掉，所以選擇一雙好走路的鞋子也很重要。

覺得髖不太舒服，跑去醫院做X光或CT（電腦斷層掃描）檢查，發現自己竟然屬

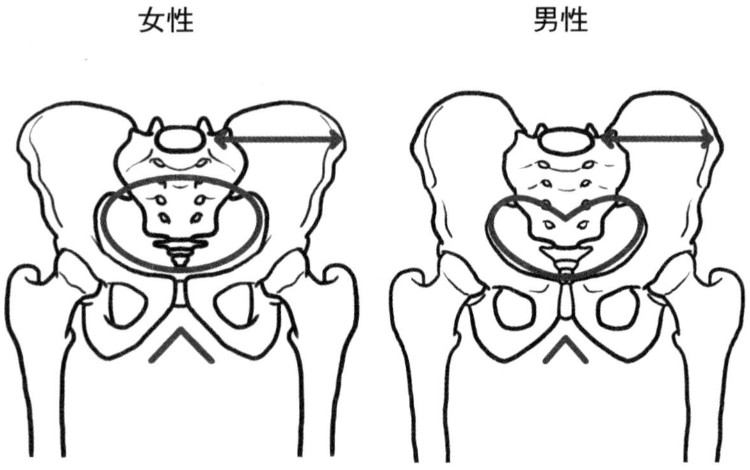

於先天的髖發育不全……。這樣的人或許更應該去了解，日常生活中要怎麼做才不會加重髖關節的負擔。

男女骨盆的差異

話說，為什麼女性髖發育不全的人比較多呢？真正的理由，目前還不是很清楚。

不過，男女的骨盆天生就長得很不一樣。

女性的骨盆，比男性的大且寬是其特徵。再者，骨盆恥骨的下角，所謂的「恥骨弓」，女性可達80度，男性的只有大約60度。不僅如此，骨盆上緣的骨盆入口，女性呈寬扁的橢圓形，男性的則是心型。

女性的骨盆長成這樣，為的是方便在子宮內孕育胎兒，以及分娩時胎兒的頭容易通過骨盆。離分娩的時間越近，女性的骨盆就會越開。

女性的骨盆左右比較寬，不知是不是因為這樣，讓女性容易發生髖發育不全或一次性退化性髖關節炎的問題。但是，男女骨盆的差異，確實讓他們的運動表現不太一樣，這點倒是蠻有趣的。

從髖關節的角度切入，骨盆大且寬的女性，髖關節的穩定性會比較高，相反地，骨盆窄小的男性，則是靈活度比較高。再者，從運動效率來說，兩邊股骨頭的距離近，跑起步來會比較省力，因此，男性的骨盆適合跑步，而穩定性高的女性骨盆，則適合做蹲跳這類的動作。擅長的運動不同，肌肉發達的部位也會跟著改變，或許這就是男女先天適合的競賽項目不同的原因。

不過，以上是僅就骨骼差異所做的推論。除了骨骼以外，神經系統、身體能力、肌肉量、肌力、肌耐力等，都會影響實際的運動表現。換句話說，一個人擅長、不擅長某種運動，不能完全從性別的角度去解釋。咦，好像越說越玄了？不過，這正是人體有趣的地方。

軟骨會進行新陳代謝

關節的軟骨一旦磨損到某個程度，疼痛便會產生。這樣的說法，大家應該都不陌生。

不只髖關節，這種現象也會發生在膝關節身上。所謂的「退化性膝關節炎」，更是令人聞之色變。

於是，「關節的軟骨一旦磨損，便再也無法復原，因此，必須好好保護我們的關節。」這麼想的人很多，也是不爭的事實。

然而，真的是這樣嗎？

在我看來，磨損的軟骨的確無法完全恢復原狀，但並不代表它壓根不可能再生。

人類的組織具備自我修復的能力。比方說，肌肉一旦受傷，營養會透過血液，不斷

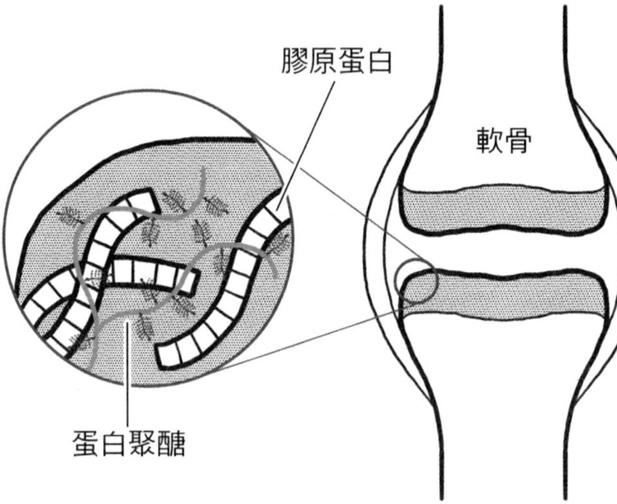

被送往傷處，進行修復。重訓之所以能讓肌肉肥大，原理便在於先使肌肉纖維受到損傷，再利用休息、補充營養等方式進行修補，迫使肌肉成長。

這樣的修復機制，其實軟骨也有。只不過，關節的軟骨沒有血管、淋巴管、神經等經過，它所採用的修補方法跟肌肉的不一樣。

關節的軟骨組織大約有80％是水，20％是膠原蛋白（Collagen）與蛋白聚醣（Proteoglycan）所組成的軟骨間質，剩下的是非常稀疏、幾乎看不到的軟骨細胞。

大家熟知的膠原蛋白是一種纖維狀蛋白質。除了軟骨以外，皮膚、韌帶、血管等很多組織也都需要膠原蛋白。構成人體的蛋白質中，膠原蛋白約占了30％。而軟骨中的膠原蛋白交織成網狀的結構，把飽含水分的蛋白聚醣和軟骨細胞鎖在裡面。順道一提，蛋白聚醣是擁有特殊結構的醣與蛋白的複合體。

藉由這樣的結構，軟骨間質特別有彈性，得以化解骨骼相撞的衝擊。關節軟骨的厚度，因每個人的體重、軟骨的部位、關節內的位置而有所不同。髖關節的話，髖臼側和股骨頭側的軟骨相加起來，可達2～4㎜的厚度。至於最厚的位置，當屬股骨頭的前端內側與髖臼的上緣外側。

老化導致的「關節液」減少

供給營養給這種軟骨的是「關節液」。

關節液的作用很多。它可以分散關節承受的撞擊，減少骨骼之間互相摩擦，是像潤滑油一般的存在。

遺憾的是，隨著年齡的增長，關節液的分泌也越來越少。有人認為，年紀大，關節開始出問題，就好像「機械少了油保養」一般。是的，如果從關節液減少的角度來看，或許真是如此。

那麼，關節液是如何供給營養給軟骨的呢？

軟骨就像是具有彈性的海綿組織，壓扁了會再彈回原狀。壓力釋放的瞬間，會順便把周圍的關節液吸取進來。營養就是在這時候被吸收進來的。而這些營養裡面，肯定少不了含有膠原蛋白與蛋白聚醣等成分的軟骨間質。

就好像把捏扁的海綿放進裝滿水的水桶裡。當海綿恢復原狀的瞬間，孔隙裡也吸飽了水分。

所以說，為了提供養分給軟骨，必須三不五時地對它施以壓力才行。這意味著，關節平常就得多動，軟骨才能確實吸收到養分。

關節不怎麼活動，一整天都坐著、躺著，軟骨是得不到營養的。軟骨無法再生，軟骨本身又已經變形，於是，髖部或膝蓋的退化性關節炎越來越嚴重。因此，當關節感到疼痛與不適時，一味地坐著、躺著安靜休養，反而是不好的。

關節軟骨的使用年限，據說長達七、八十年。僅僅3㎜厚的軟骨，可以用這麼久，說它完全無法再生，實在不太合理，某種程度的修復能力應該還是有的吧？

考慮到使用年限，年過九十後，關節軟骨應該也磨損得差不多了，這是正常的老化，沒什麼好爭論的。但六、七十歲，關節軟骨就已經薄到不行的人，有沒有可能是關節活動太少所造成的呢？

「再生」與「新陳代謝」

讓我們回到「關節軟骨一旦磨損就無法復原」的話題上。這樣的說法，大家應該都不陌生。我因為工作的關係，經常與整形外科的醫生接觸，他們之中主張「軟骨無法再生」的人，確實占了絕大多數。

話說回來，我也能夠理解為什麼臨床醫生不會使用「再生」這個詞。他們應該是害怕造成患者的誤解，誤以為「磨損的軟骨會再長回來」。我自己也是，在跟學員講解軟骨的再生機制時，我不會使用「再生」這個詞，而是講「新陳代謝」。

希望大家能記住這一點：人類的身體，不只髖關節，透過活動、運動都能夠進行修復並再生。我把這種現象稱為「新陳代謝」。

翻開寫給專業人士看的書，你會發現，關於軟骨，有時會用「再生」這個詞，有時則用「新陳代謝」來表達。可見，即使是專家，對「再生」的判斷標準——怎樣的程度才叫再生，也莫衷一是。

不過，我想說的是，軟骨本身是真的具有修復的能力。的確，已經磨損的軟骨無法百分之百恢復原狀，或許真是如此，但並不代表它完全無法被修補。

即便只是改變生活習慣、改變不當的身體使用方式，都可以抑制關節軟骨的磨耗速度，讓髖關節不要退化得那麼快。這麼棒的能力，只有人類才有，連最先進的高端機器人都望塵莫及。

如何？是不是覺得重新燃起了希望？所以說，千萬不要放棄啊！

置換人工髖關節的時機很難決定

髖部的退化性關節炎一旦嚴重到某個程度，就必須考慮植入「人造的髖關節」。關於人工關節，大家或許從新聞媒體等看過報導，又或許聽某某人講他家人的髖關節就是人造的。

當然，髖關節剛開始退化的時候，是不需要馬上置換人工關節的。退化性髖關節炎的初期階段，可藉由體重控制、減輕髖關節的負擔、改變日常不當使用身體的習慣、鍛鍊支持髖關節的肌肉等方法，使病情不再惡化。這些不動刀的療法統稱為保守治療，有需要的人可以上醫院諮詢執行的順序與細節。

然而，當髖痛到難以忍受，不管睡著、醒著都痛，已經妨礙到生活作息的時候，就不得不考慮動手術換人工關節了。所謂人工髖關節置換術，是經由外科手術，把髖關節已經損壞的部分切除，改以人工合成的組件取代。

人工髖關節越做越好

我從以前就經常指導人工髖關節的植入者，擔任他們的體能教練。根據我的經驗，我可以掛保證地說：人工髖關節的品質和耐久性逐年提升，手術的技術也越來越好。

20年前，經常有學員跟我說：「總覺得這髖關節不是自己的。」但如今，雖然不是所有人，但大部分人的反應是「對這種植入身體的異物，沒有多大的感覺。」。

裝了人工髖關節後，坐、臥、跑、跳等日常活動都能輕鬆辦到，生活品質也大幅提升。大家都很高興，身為教練的我也替他們感到開心。

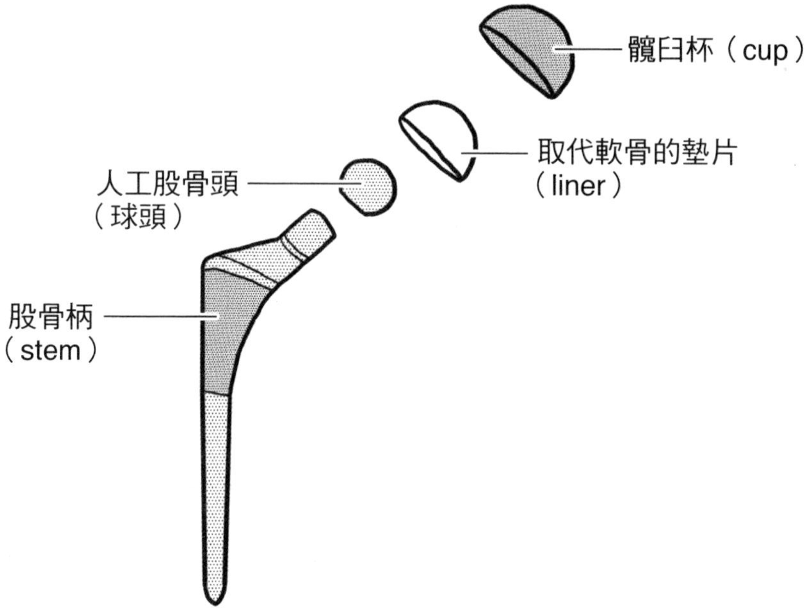

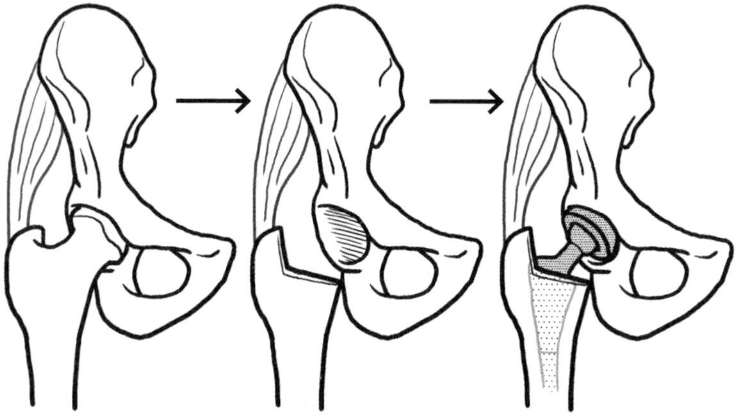

把已經磨損的
軟骨、骨頭切除

固定好人工
髖關節的組件

做完人工髖關節手術後，必須進行復健運動，讓身體學會使用這個全新的關節，不管走路、上下樓梯，還是日常生活的所有動作，都能順利無礙地進行。

只是，替學員開心的同時，我也擔心，會不會有人復健完後就整個放鬆，覺得自己有了新關節，能一如往常地行動了，便再也不運動了？

人工髖關節畢竟是人造的，並非「完美的關節」。更何況，要讓它動起來，必須有肌力才行。

本來就是因為肌力不夠、骨頭變形，已經嚴重影響到生活了，才會動人工髖關節手術。現在卻因為換了髖關節，痛苦解除了，又重回以前少動、甚至不動的日子，這不是本末倒置、前功盡棄嗎？

即便人工髖關節再怎麼牢固，只要不運動、缺乏鍛鍊，髖關節周圍的肌肉就支撐不起它，體重也會增加。總有一天，髖關節的某部分會承受不了壓力，同樣的問題又會產生。

「兩邊一起換」也是一個選項

人工髖關節讓人困擾的一點，是手術的時機。考慮到人工髖關節的壽命，有人說：「太早做，可能用不了幾年就壞了，到時又要重來一次。」於是，能忍則忍，先不去動手術。

不過，人工髖關節的耐久性已經改良，手術的安全性也提升了，因此，忍著痛不去動手術的人已經減少了。最近比較讓人困擾的問題反而是：要先做一邊，還是一次兩邊同時做？

照理說，只有一邊的髖關節壞了，當然只做一邊就好。不過，實際的情況是，在退化性髖關節炎持續惡化的情形下，另一邊的髖關節遲早也會出問題。

從復健的觀點來看，左右兩邊一起動手術，把髖關節全換了，術後做起運動來也會比較順利。原因很簡單，人類的身體大多是左右對稱的。只換單邊的結果，會感覺有落差，就是有一邊怪怪的，身體的重心或重量會落在沒有動手術的髖關節上。於是，原本好的那邊也會逐漸惡化，幾年過後「它還是得換」，又要再挨一刀的案例似乎挺多的。

每動一次手術，都需要不短的術後恢復期，在這段期間，病人的肌力會下降，尤其是七、八十歲的長輩，要恢復原本的肌力更是談何容易。一次只換一邊的話，意味著同樣的復健要做兩次。更何況，隔幾年再做另外一邊，長輩的年紀又更大了，傷口復原的速度慢不說，恢復期勢必得拉長。

不過，手術的費用也是個問題。所以，也不見得所有人「都應該兩邊一起換」。請跟醫生仔細商量，至少要知道這也是可以考慮的選項之一。

重拾運動的樂趣

想要享受運動樂趣，喜歡活動自己身體的人，不妨考慮置換人工髖關節。你會發現，手術後能做的髖關節動作變多了，課程的內容也會有趣許多。像我的學員就欲罷不能，每天都努力復健、樂在運動。

一動就痛，能做的項目勢必受到限制。再者，做來做去就那幾套動作，久了自然會感到無趣，提不起勁來，將運動視如畏途，放棄鍛鍊自己的身體……。

不過，裝了人工髖關節後，也不是所有活動都能做，多少還是有所限制。比方說，坐在椅子上時，千萬不可翹腳。整個人蹲下也是NG的。運動的話，連專家都說，要盡量避免髖彎折太深或旋轉角度太大的劇烈運動。

如果不希望人工髖關節脫臼、磨耗或破損的話，這些都要避免。像打網球的話，寧願雙打，也不選單打，因為單打是靠腿跑出來的，移動範圍太大了，會加重髖的負擔，有些醫生就不建議。

相反地，爬山這類運動就很適合。當我們往上走的時候，為了踩穩步伐，支撐髖關節的肌肉必須用力，同時，髖的可動區域也會加大。關於爬山的好處，下一章我們會提到，有興趣的讀者一定要看下去。

當然，裝了人工髖關節後，每個人適應的情況或恢復的速度都不一樣，會有個別差異。因此，在做任何運動或復健之前，請務必跟你的主治醫生好好商量，並且遵照醫囑。

行徑失調引發的疼痛

髖部一動就痛，有時未必是退化性關節炎這類的軟骨磨損造成的。那麼，具體是怎樣的狀況呢？

功能解剖學主張，關節活動時，若「行徑」（Tracking）穩定，疼痛便不會產生；行徑不穩定時，疼痛便會產生。這是功能解剖學的基本概念。什麼是關節的行徑？簡而言之，就是關節的活動方式與活動軌跡。

所謂行徑穩定，指的是關節每次活動的時候，方式或軌跡都一樣。相反地，當支撐關節的肌肉或韌帶鬆弛無力時，關節的行徑會改變，於是，疼痛便產生了。再者，當關節周圍的組織有一部分太緊或太僵硬時，也會影響關節的行徑。關節周圍的組織如果全部都很僵硬的話，可能關節的行徑還比較穩定，但這樣就會有關節活動範圍

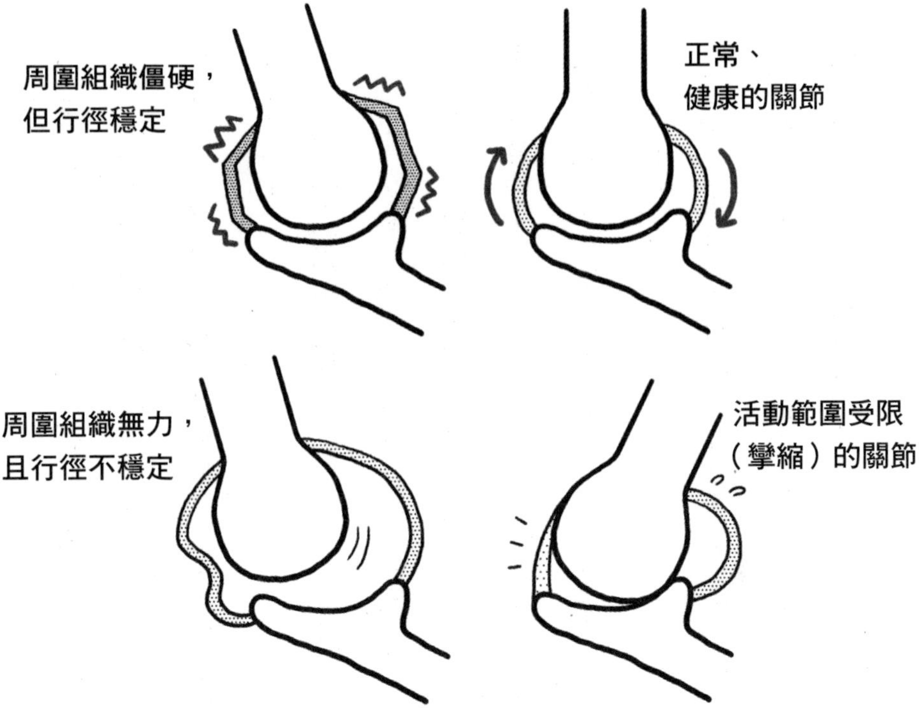

縮小，行動不便的問題產生了。

最常發生的「關節攣縮」

引發關節行徑失調有各種原因，但最常見的是關節「攣縮」。攣縮指的是關節活動機會減少，導致周圍的肌肉、關節囊、韌帶變得很僵硬，而關節的活動能力又更差的狀態。

比方說，當髖關節後側的組織非常僵硬的時候，股骨頭會從組織硬的地方跑向軟的地方，因為跑得太出去，移動得太前面了，導致骨頭與骨頭碰撞在一起、互相傷害，發生所謂的「夾擠」（impingement），於是疼痛或發炎便產生了。髖關節夾擠，會使髖的活動範圍受限，改變關節正常的行徑，行徑失調便是這樣來的。

同樣地，當體重增加、肌肉量減少，身體的組成發生變化時，關節的行徑也會變得不穩定。試想，如果肚子周圍堆滿一圈圈脂肪，身體重心勢必往前傾，上半身也會變重。於是，負擔會集中在髖的某些部位上，承重失衡的情況下，關節也會變得不穩定。當身體產生變化，我們的大腦會察覺到，會想辦法改變肌肉的使用方式。一開始是為了適應，改變了使用方式，但終究適應不了時，身體會開始發炎，於是，不適或疼痛感便產生了。

或許有人覺得體重上升一陣子後，身體好像已經適應，關節也沒那麼痛了。其實，這只是發炎的情況轉到檯面下，行徑失調的問題並沒有獲得解決。不僅如此，因為怕痛，發生了代償，用原本不該使用的肌肉來進行動作，導致不同部位的發炎或身體歪斜的情況產生。

說到底，造成關節行徑失調的原因沒有徹底解決，就是會覺得身體哪裡都不舒服，恐怕一輩子都很難擺脫慢性疼痛的困擾。

恢復身體平衡的矯正運動

想要矯正關節在動態過程中發生過多位移的行徑失調，運動有很好的效果。其中尤以兼顧肌力與柔軟度的伸展最為重要。本書從第4章開始會介紹這類運動，請務必參考。

要讓關節的行徑恢復正常，不一定要做重訓、拚命鍛鍊肌肉，或是快跑練衝刺之類的事。必須考量每個人需要的身體使用方式，來調整運動的分量與強度，想辦法強化關節與肌肉的機能，這樣才能把錯誤的行徑矯正過來。

舉髖關節為例，必須先考量這個人每天髖關節必須動到什麼程度，需要多大的活動量，再去決定他應該做怎樣的訓練。如果是像運動員那樣活動量很大的人，不只髖關節，肌肉也要「出力」，肌肉量勢必得增加才行。像職業棒球選手，大家是不是覺得他們的臀部都特別大？不管投球還是打擊，都需要很大的力氣，必須穩住髖關節，才能把最大的力量發揮出來。所以，棒球運動特別重視下盤的訓練，久而久之每個人都練出大屁股。

或許你覺得棒球選手的體格很棒，很羨慕，但這樣的身體並不適合一般人。

訓練太過導致身體失衡

一般人，也就是普通老百姓的我們，不需要做跟棒球選手一般的訓練。舉高齡者為例，適合他們的運動是可防止肌肉萎縮、肌力下降、跌倒受傷，進而延長健康餘命的運動。

每個人的身體都是獨一無二的，適合他的運動未必適合你。缺乏這樣的認知，一個勁兒地埋頭苦練，恐怕會讓原本健康的關節移位，脫離正常的軌道。

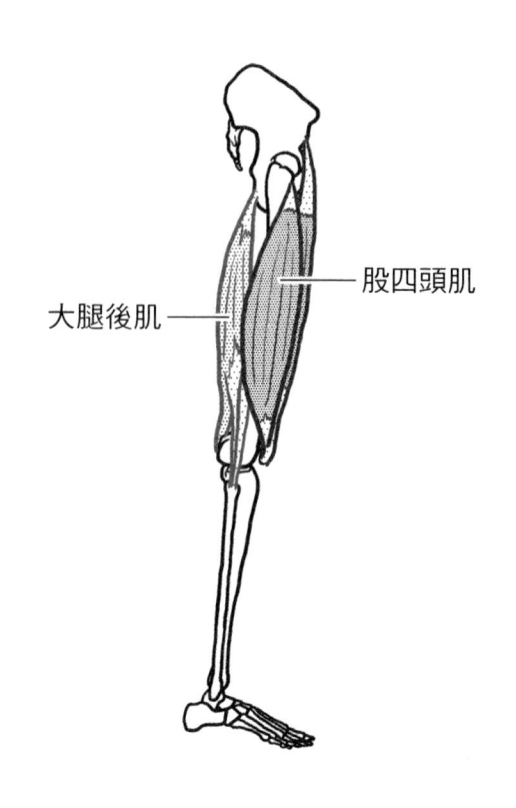

在知識不正確的情況下，狂練自己在意的那幾塊肌肉，身體的平衡很容易被破壞掉。再加上跟風近幾年很流行的健身，一番操作下來，不說改善髖關節了，痠痛、運動傷害都會找上門，真是得不償失。

比方說，你知道大腿前側的股四頭肌，與大腿後側的大腿後肌是什麼關係嗎？人類的身體，一般來說，股四頭肌會比大腿後肌強壯、有力氣。一旦這樣的平衡被破壞了，運動傷害就來了。

重訓中，鍛鍊股四頭肌的代表項目為「雙腿伸屈」（Leg Extension），練大腿後肌的則為「雙腿彎舉」（Leg Curl）。在健身房讓學員做這些訓練時，教練不會把器材的重量都設定成一樣。基本上，鍛鍊股四頭肌的腿部伸展機會比其他器材重一點。

但是，就是有人以為大腿後肌既然比股四頭肌弱，那就要「多鍛鍊大腿後肌」，拚命地做「雙腿彎舉」，這便是錯誤的訓練方法，原因就出在知識不足、觀念不正確。

學會選擇適合自己的運動

拜科技發達所賜，如今不管男女老少都可上網觀看影片，輕鬆獲取健身、運動的資訊。身為體能訓練師的我，樂見其成之餘，卻也擔心錯誤的知識因此散播得更快，使更多人受害。

在這個資訊混亂的時代，我們如果缺乏判別的能力，不知如何挑選適合自己的運動，別說健身沒有效果了，可能還會受傷。

有些人會專門挑選股四頭肌、大腿後肌這些特定的肌肉鍛鍊，一知半解的情形下，土法煉鋼，最後卻以肌肉功能失調，關節的行徑偏離，身體受傷收場。

要讓關節恢復正常行徑，預防疼痛產生，必須挑選適合自己身體狀況的運動。這種時候的肌肉訓練，未必得上健身房使用器材，而是從基礎把立正站好、穩步慢行、坐下起身等動作做好。光是這樣，就足以養成移動身體所需的肌力了。

骨盆「沒有擺正」的「骨盆歪斜」

髖關節行徑失調，變得不穩定的主要原因之一是「骨盆歪斜」。這裡講的歪斜，不是骨盆的骨頭扭曲變形之類的，而是骨盆沒在正位上，往前傾斜或往後傾斜的狀態。前者稱為「骨盆前傾」，後者則為「骨盆後傾」。

骨盆歪斜背後的原因，可能是運動不足或活動量太少導致的肌力、柔軟度欠缺所造成的。從股四頭肌、大腿後肌，到下肢的許多肌肉，都附著在骨盆上。因此，一旦這些肌肉緊繃、僵硬、沒有力氣，互相牽制的平衡便會喪失，骨盆的方向也會跟著改變。

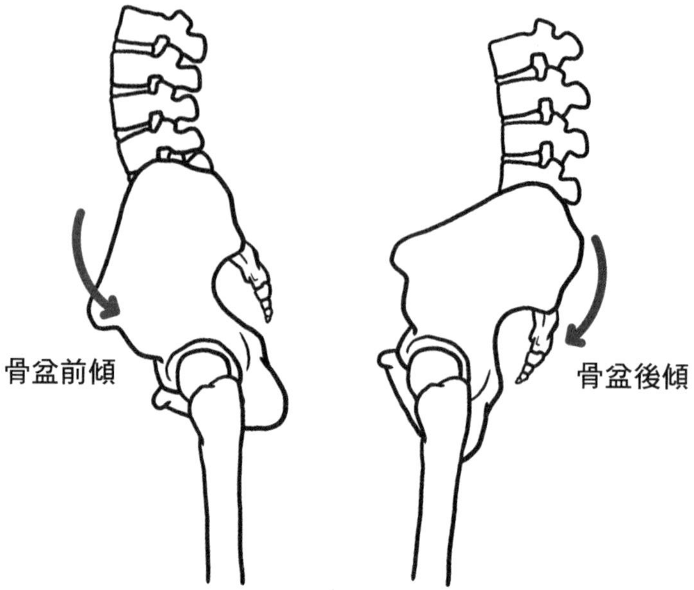

骨盆歪斜也會表現在姿勢上，從姿勢就看得出來。骨盆前傾的人，腰會往前推，導致小腹突出。骨盆後傾的人，則弓著身體，含胸駝背。換句話說，骨盆前傾的人就算身體完全站直，髖關節還是有點彎曲，而骨盆後傾的人則是相反的過度伸直。

骨盆前傾者的特徵

第1章提到，人類的髖關節還沒有完全適應直立兩足行走。因為當我們垂直站立的時候，球狀的股骨頭會稍微脫離骨盆的髖臼，沒能卡好、卡滿，因此，從骨骼結構來說，四肢爬行時的髖會比較穩定，身體也比較容易平衡。

然而，從軟骨的角度來說，垂直站立的姿勢反而對髖關節有利。當我們立正站好的時候，身體的重量會落在軟骨最厚的地方。所以骨盆前傾、髖關節過度彎曲的人，重量會壓在軟骨較薄的地方，導致骨頭與骨頭直接撞擊，疼痛或不適感因此產生。

話說，怎樣的人容易骨盆前傾呢？首先，因為生病、受傷等因素，身體活動機會減少，髖長期處於彎曲的狀態，導致肌肉、韌帶等組織非常僵硬的髖「屈曲攣縮」，便會造成骨盆過度前傾。這是骨盆前側的腰大肌或髂腰肌緊繃、收縮，把骨盆不斷往前拉所導致的骨盆前傾。整天伏案工作，長時間久坐的人也要注意自己是否已是骨盆前傾。

除此之外，常穿高跟鞋或厚底鞋的人，也容易骨盆前傾。穿高跟鞋，等於踮著腳走路，身體的重心落在腳尖，骨盆本來就會往前傾斜。這時為了保持平衡，撐起上半身，腰椎會往前推，導致傾斜的角度更大。

「以前穿不慣高跟鞋，現在不穿高跟鞋，反而不會走路了。」會這樣講的人，表示身體已經適應穿高跟鞋的狀態，前凸後翹的姿勢已是日常。習慣穿高跟鞋沒什麼不好，只要本人舒服就行，或許你會這麼想，但從人體工學來看，其實這樣已經埋下日後髖關節、腰椎、膝蓋受傷的隱憂了。

運動過度也會骨盆前傾

還有一種人也容易骨盆前傾，那就是「職業運動員」。一般認為，骨盆歪斜是因為運動不足，但其實運動過量也會有問題。過度使用身體引發的身體疲勞，導致肌肉發炎、僵硬而「短縮」的現象，也會發生在肌肉量很多的運動員身上。

運動員呢，大都是在髖屈曲的情況下，長時間從事運動、進行練習。比方說，長跑選手中，很多就有骨盆過度前傾的問題，這也是他們薦骼關節附近發生疲勞性骨折的原因。尤其是女性跑者，像是日本好幾位國手就深受骨盆過度前傾所困擾。

總之，為了讓髖關節的行徑回復正常，重訓、伸展等運動都要做，也都有效。只是，骨盆前傾或後傾的問題，時間拖得越久就越難矯正，這點大家要有心理準備。

活到四、五十歲，要改掉經年累月養成的壞習慣，讓身體回到正常的軌道上，本來就很不容易。不過，審視身體狀況，截長補短，選擇適合自己的運動，努力去做，還是有可能慢慢改善的。

不爬樓梯，臀肌無力

大家都知道，多爬樓梯對健康有益。那麼，你可知道，上下樓梯的時候，髖關節得承受多大的負擔呢？

答案是我們體重的6～7倍。上下樓梯的時候，僅靠一隻腳支撐身體的瞬間不斷重複。隨著我們每跨出一步，就有那麼多重量落在單邊的髖關節上。

順道一提，步行時單邊髖關節的負載為體重的2～3倍，跑步時則是體重的3～6倍；至於跳躍，則是體重的2～4倍。可見上下樓梯其實是強度很高的運動。

因此，一旦行徑失調，髖關節在上下樓梯時就會特別有感、特別吃力。

如果有這樣的症狀，可能是支撐髖關節的臀部肌肉出了問題。

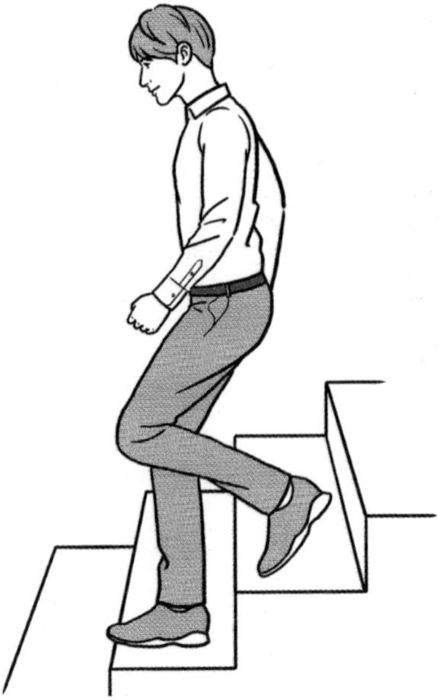

6～7倍的體重
壓在髖關節上

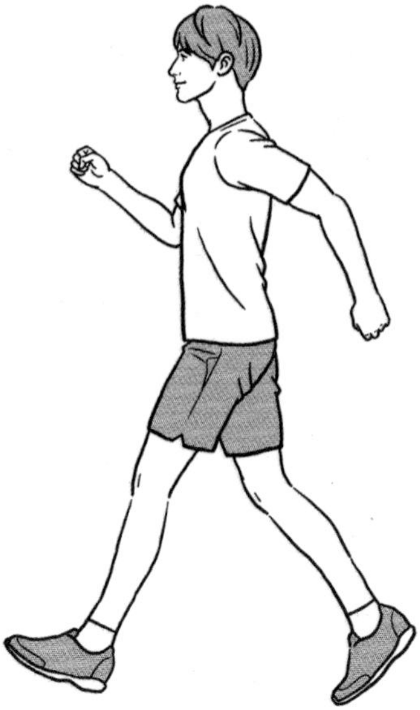

2～3倍的體重
壓在髖關節上

髖關節是靠臀部肌群支撐的關節。臀大肌在髖關節屈曲、伸展時會用到。它負責支撐骨盆，讓我們上下樓梯或跑步的時候，即便重心瞬間轉移也不致跌倒。然後，穩定骨盆，讓它不會左右晃動的是臀中肌。因為有這些肌肉的幫忙，加諸在髖關節的負擔也減輕了。

然而，這些臀部肌肉很容易因為運動不足而萎縮，隨著年齡的增長，還越來越僵硬。這些都是臀部肌群的特徵。光是要維持肌肉，就得給足很多的能量，算是高耗能的組織。一整天坐著，幾乎不會用到下半身的生活，大腦會自行判斷「不需要」下半身的肌肉，於是，包含臀肌在內的下肢肌肉會流失得更快。

即便是年輕人，只要長期運動不足、懶得活動身體的話，也會跟老人家一樣，有個沒肉、下垂的「扁平屁股」，這絕對是我們不樂見的結果。

「代償」引發的問題

生活中，持續不使用某塊肌肉的話，身體會自行調整，找另一塊肌肉來取代它的功能，啟動所謂的「代償機制」。

代償只是暫時的適應機制，為了彌補虛弱、受損的部位，讓原本不會用到的關節或肌肉幫忙完成任務。然而，一旦養成這個習慣，原本該工作卻不工作的關節或肌肉只會更加虛弱，失去柔軟度。相反地，不該工作卻一直工作的關節或肌肉則因為過勞而發炎或受傷，也變得十分僵硬。換句話說，代償是引發肌肉攣縮、關節行徑失調的導火線。

為了方便理解，我們舉深蹲的動作來做說明。當我們腰往下沉、屁股往後坐，進行深蹲的時候，如果髖關節和踝關節的活動度是正常的，便可以確實蹲得很低，沒有問題。然而，當我們的髖關節和踝關節不夠靈活，或是哪裡感覺到痛時，要蹲低就有困難了。這時如果堅持硬要往下蹲的話，膝蓋便會不自覺地往內扣，啟動代償機制。

代償讓膝蓋的動作過大，脫離正常軌道，膝關節的負擔增加不說，還會增加受傷的風險。

將爬樓梯排進散步行程中

持續過著不會用到臀部肌群的生活，取而代之、過度勞動的，將會是它隔壁的腰側肌肉。沒有運動習慣的人一旦開始訓練臀肌，一定會出現的反應就是「腰好痛」。這便是平常沒在使用臀肌，臀部都不工作的最好證明。

話說，平日裡我們要怎麼鍛鍊臀部肌群呢？首先，你可以「多爬樓梯」。

在車站或商場裡，盡量不搭手扶梯或電梯，過馬路時也盡量走陸橋，光這樣就可以訓練到臀肌了。

「我每天都認真地走上兩個小時耶。」或許有些中、高年齡的人是這樣。然而，遺憾的是，光是在平地上走的負重強度，對下半身而言是不夠的，不足以鍛鍊到我們的臀肌。更何況，走路一直重複相同的動作，長時間下來，只會讓肌肉之間的勞逸不均更加惡化，反而變成引發髖關節疼痛的原因。

有運動習慣是好事。但是，「散步的隔天每每感到腰不舒服」的人，也請關注一下你的臀部肌群。不妨把陸橋或有著長長階梯的神社，安排進你散步的路線中，多爬樓梯鍛鍊臀肌。

關於「疼痛」，人體的不可思議

像我們這些身處運動最前線的體能訓練師，處理選手身上司空見慣的痠麻疼痛或運動傷害，也是例行的工作之一。

說到髖關節的痛，它並非年長者的專利，也常發生在運動員身上。髖關節位於身體深處，看不見也摸不著，很難掌握真實情況，處理起來會特別麻煩。

當有選手反應髖關節怪怪的、不是很舒服的時候，我們一定會問他：「從什麼時候開始痛的？」和「哪裡在痛？」這兩個問題。當然，診斷疼痛並施加治療是醫生的工作，不過，如果情況不是很嚴重的話，我們訓練師多少還是可以處理的。

首先是疼痛發生的時間，如果是這幾天才發生的，可視為「急性發炎」。這時讓他去看醫生，按時吃藥，休養一段時間也就可以了。不需要做到對患部施加機械式刺激的運動療法。

相反地，如果疼痛時輕時重，已經反覆發作數日至數月不等的話，那麼運動療法的幫助就會比較大。因為此時發炎已經轉到檯面下，變成慢性發炎，估計應該是髖關節已經受傷所造成的。

問題出在其他地方的「牽涉痛」

至於疼痛的地方，訓練師一定會問對方：「具體來說，是哪裡痛？」這時通常會得到兩種答案：一種是用手指著身體的某個點，很確定地說：「這裡痛。」一種是用手掌罩住身體的某個區塊，說：「好像是這邊在痛。」

如果能明確地指出是哪個點在痛，代表說就是那個點、那個地方出了問題。相反地，如果只能含糊不清地說就這一片在痛的話，那很有可能就是「牽涉痛」了。

所謂牽涉痛（又稱轉移痛、反射痛），感覺痛的地方其實並沒有問題，真正生病、受傷的是隔得有點遠的其他部位。換句話說，疼痛是來自於乍看之下毫不相干的部位。

比方說，明明疼痛的發生源為內臟、肌肉、關節這些比較深層的組織，但感覺到痛的卻是皮膚。為什麼身體會有這樣的誤解呢？或許「收回投射說」可以解釋這種疼痛產生的機制。

透過皮膚或肌肉，我們身體感知到的深層感覺、痛覺或溫度覺等，會透過末梢神經，經由「脊髓背角」傳送到大腦。根據過去的經驗或記憶，大腦把來自關節囊等處的訊號與來自皮膚的訊號搞混在一起，把關節異常以皮膚疼痛的方式投射在其他部位。

真正生病的地方跟大腦感覺到痛的地方隔著一段距離，也難怪患者本人也說不清楚疼痛的位置。

說到牽涉痛，像狹心症或心肌梗塞等心臟病發作時，有些人會感覺到背劇烈疼痛，便是最常見的例子。再舉更切身相關的，「吃冰時，太陽穴會突然脹痛」，也是牽涉痛的一種。這也稱為「冰淇淋頭痛」，冰涼的食物一下子通過喉嚨，導致掌管臉部感覺的「三叉神經」受到刺激，大腦誤以為「冰」便是「痛」，投射反應在頭痛上，以此向身體示警（不過，另一種說法也很有說服力，說是為了讓吃冰後急速下降的口腔溫度回升，血管會暫時擴張，血流量大增，因而引發了疼痛。）。

髖關節的牽涉痛

明明有問題的是髖關節，卻是別的地方在痛，這樣的例子也很常見。

你以為的臀部痛、腰痛、坐骨神經痛，其實是軟骨嚴重磨損的退化性髖關節炎造成的。「感覺大腿好痛」，以為是股骨疲勞性骨折了，真正的原因卻是髖關節周圍的肌肉或骨盆的薦髂關節出了問題。

通常髖關節生病了，會是鼠蹊部感覺到疼痛。身體就是這麼奇妙，會從你意想不到的地方發出求救訊號。

牽涉痛之所以不好處理，就在於：真正受傷、生病的部位跟大腦感覺到疼痛的部位毫不相干。光是這一點，就很難讓我們從疼痛發生處去鎖定疼痛發生的原因。

等到整形外科醫生診察確定「感到疼痛的組織發生了什麼事」後，便可以馬上施以治療。不管是肌肉、韌帶的斷裂，還是骨折，又或是發炎、腫脹等，都可以有憑有據地處理，但遇到牽涉痛的話，可能照X光或超音波都檢查不出來，診斷也會有困難。

在運動現場處理牽涉痛，也是我們體能訓練師的重點工作之一。但是，除非過去看過相同的案例，累積一定程度的經驗，不然要把這致痛元凶找出來實在是很不容易。牽涉痛還真是難纏的對手啊！

因為「不動」，所以更痛

髖關節痛到不行的這個時候，當然是趕快找醫生診察，接受治療。

然而，正如我反覆強調的，髖關節是很複雜的關節。醫生看了，也未必能立刻做出診斷，找到致痛的原因。多數情況是，他會建議你「到大醫院，做電腦斷層掃描等更精密的檢查」。

問題是，到大醫院做檢查，往往得排隊掛號。等待的時間，長達數週到一個多月不等。

不管醒著、睡著，髖關節都在痛，還越來越痛，這樣的情況還要等那麼久才能做檢查，不是折磨人嗎？醫生通常會開止痛藥給病人吃，讓他先忍著，可是，有的人就算吃了藥，疼痛還是沒怎麼減輕。

如果你問這些人，強忍疼痛、等待檢查的期間，他們都是怎麼度過的？應該大部分人會回答你，就安靜地在家躺著，多休息吧！甚至有人會說，就連坐著也痛，屁股底下、腰背後面總鋪著厚厚的軟墊，但就算這樣還是痛。

痛成這樣，又不能馬上接受檢查，這個時候該怎麼辦才好呢？其實，安靜休養可能會讓病情更加惡化。

搖搖體操

一般人認為，都已經在痛了，那就不要動了。特別是等待檢查的這段時間，大家都覺得，反正好好休息就對了。然而，髖關節呢，並不是那種放著不管便會自行修復的組織，它並不適合靜養。長期維持同一個姿勢，只會加重某個部位的負擔，搞不好情況會變得更加嚴重。

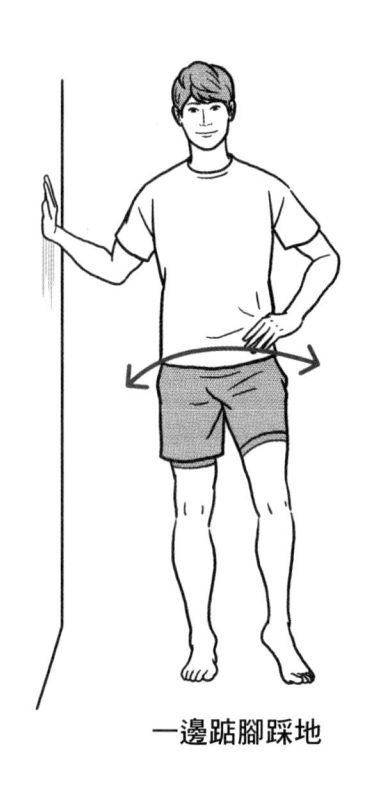

一邊踮腳踩地

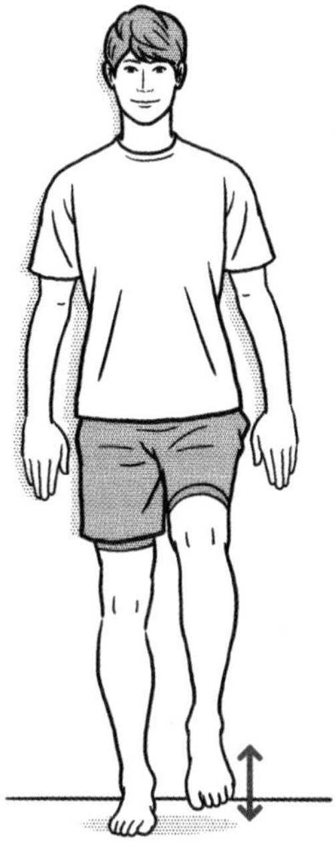

背平貼著牆

這時建議你不妨試試「搖搖體操」（▼參照P．31）。站著小幅度地搖晃身體和腳，讓髖關節一點一點地鬆開來。

做法很簡單。兩腳平行站立，盡可能把骨盆立起（骨盆擺正，不前傾後傾）。一手扶著牆，重心轉移到靠近牆的那隻腳上，另一隻腳踮起腳尖踩著。站穩後，腰輕微地左右擺動。接著，背平貼著牆壁，一隻腳的腳掌稍稍離開地面，從髖關節處輕輕抖動那隻腳。

這個程度的動作很安全，即使韌帶或肌肉有所損傷，也不至於惡化。

最重要的是，不要再一整天坐著或躺著了。站起來，搖晃一下身體，說不定疼痛就因此減輕了，生活中能自理的事也變多了。

靠坐骨的兩個點支撐身體不容易

你一定有聽說過，久坐對身體不好。長時間坐在椅子上，會發生什麼事？就讓我們以人類的骨骼來做說明吧！

當我們背脊豎直，呈端坐姿勢的時候，上半身的重量會落在骨盆最下方的兩塊「坐骨」上。請看髖關節結構圖（▼參照P.24），你會發現坐骨是對稱的，左右各一塊。

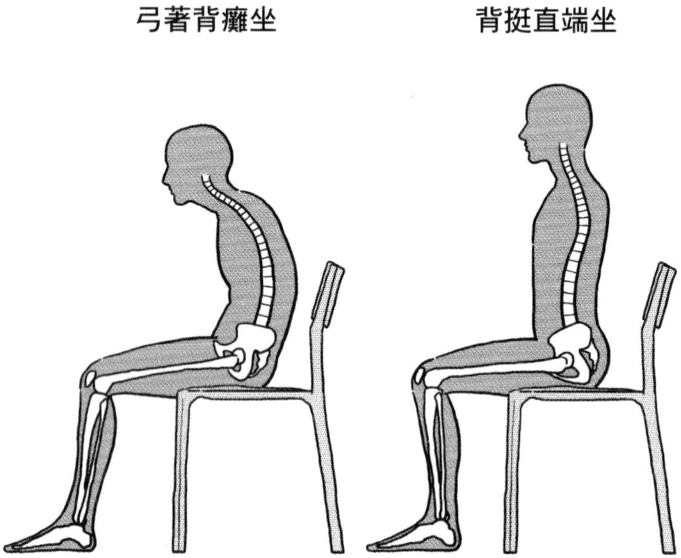

當我們背打直坐著的時候，骨盆是往前傾斜（前傾）的，這時體重全落在屁股的兩塊坐骨上。為了穩住軀幹，不讓它往前撲或往後仰，一堆肌肉要一起用力才能撐起上半身。你不妨自己坐直試試看，應該能感覺到肚子和背都在用力，肌肉是緊繃的。

如果人類的坐骨有三塊或三塊以上，要保持這個姿勢就沒那麼困難了，應該能輕鬆許多。然而，實際的情況是坐骨只有兩塊，端坐的姿勢會讓一堆肌肉一直在用力，久而久之便產生了疲勞。

當肌肉疲勞時，身體會怎麼辦呢？它會多找幾個「點」來分擔重量，讓肌肉不那麼累。具體來說，就是彎腰駝背，讓骨盆往後傾斜（後傾），薦骨和尾骨也變成支點地癱坐著。

如此一來，就有「3個以上的點」支撐起上半身的體重。頓時，身體會覺得輕鬆許多。然而，長時間的骨盆後傾，會讓構成髖關節的股骨頭和髖臼脫離正常的位置，導致上半身的重量全壓在髖關節的某個特定部位上，引發髖關節不適。不僅如此，原本挺直背脊、端正坐好時必須用到的肌肉，也因為整個人放鬆癱坐而變得越來越無力。

人類隨著年齡的增長，下半身的肌肉會逐漸流失，你應該有聽說過。當然，臀部的肌肉也會越來越少。臀肌，在我們坐著的時候提供緩衝保護的功能，是人體「自備的軟墊」。一旦臀部肌肉減少了，我們挺直背坐著的時候，就會覺得坐骨承受的重量變得更大。為了減輕坐骨的負擔，我們會拱起背癱坐著，於是，重量改落在髖關節的某個部位上，就此陷入下半身血液循環也越來越差的惡性循環。

一直坐著，半點好處也沒有。就算髖關節不痛，也要經常起身，做一下搖搖體操。保證你不僅血液循環變好了，人也會變得更有精神。

「厚底鞋」增加髖關節受傷的風險

現在，「厚底鞋」已經成為長距離跑者的標準配備。厚底鞋的問世，讓體能訓練師的工作內容也大幅改變。怎麼說呢？穿著厚底鞋跑步，導致髖關節受傷的選手有持續增加的趨勢。

厚底鞋出現在市場上，始於2017年。當時美國的運動品牌耐吉（Nike）研發出這項產品，瞬間風靡了整個田徑界。

厚底鞋被譽為革命性產品，因為它顛覆了長久以來「要提升速度，就要穿薄底跑鞋」的田徑界常識。曾經，大家最重視的是「腳掌抓地的感覺」（抓地力），等級越高的選手，選擇的鞋子就越輕、底也越薄。然而，當穿著厚底跑鞋的選手陸續刷新紀錄之後，所有運動大廠開始反其道而行，紛紛投入自家技術，研發出底更厚、能跑得更

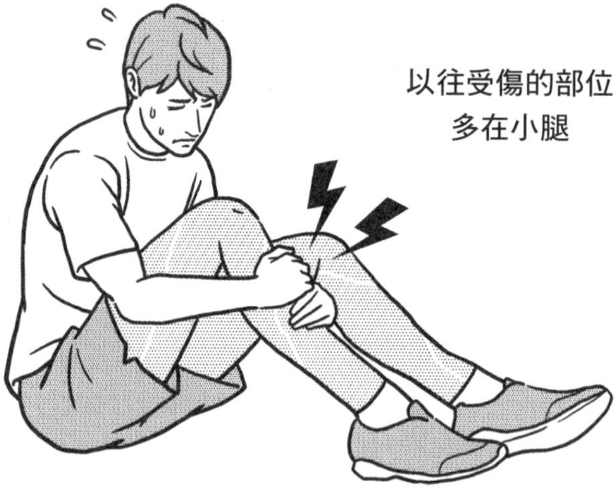

快的鞋子。

與此同時，長跑選手的受傷部位也跟著改變了。以往受傷的部位多在小腿，比如說小腿骨周圍骨膜發炎的「脛痛症候群」（Shin Splint），或是小腿肚、足底、俗稱腳筋的阿基里斯腱、膝蓋等這些部位居多。

然而，自從厚底鞋問世後，股骨頸部、骨盆的薦髂關節等與髖關節有關的部位，受傷的案例明顯增加了。

髖關節不用彎曲便可觸地

受傷部位之所以從小腿轉移到了臀部附近，便在於選手的跑步姿勢和肌肉狀態還沒適應或是駕馭不了厚底鞋。

厚底鞋的特徵是什麼？自然是能接收強大反作用力的碳纖維板（氣墊）。觸地的瞬間，碳纖維板被用力壓扁，產生極大的反作用力。這個反作用力變成向前推進的動力，讓跑者速度加快。

穿著厚底鞋時，髖關節不用怎麼彎曲便可接觸地面，跑步時腿幾乎是打直的，這不僅縮短了觸地的時間，還讓體重完全落在碳纖維板上，產生更大的反作用力。觸地時間越短，反作用力越大，跑步速度越快；而跑步速度越快，觸地時間又更短，力量又更大，如此反覆循環下去，這就是為什麼穿厚底鞋跑得快的原因了。反觀傳統的薄底鞋，跑步時髖關節得不斷屈曲、伸展，藉由小腿發力，從地面推蹬出去，才帶著身體往前進。不但節省不了時間，得到的反作用力也沒那麼大。

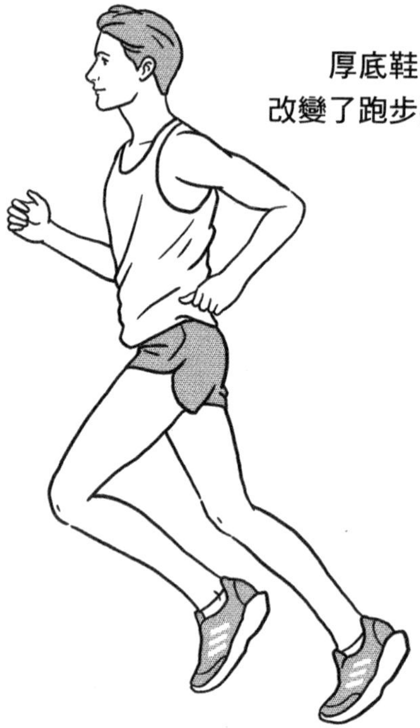

然而，相較於薄底鞋，厚底鞋的穩定性差，髖關節的負擔也加重了。底越厚，意味著重心越高，腳掌離地面越遠。每觸地一次，腳掌就會搖晃一次，髖關節周圍的肌肉和韌帶為了保持身體平衡，不得不繃緊用力，久而久之彈性疲乏，甚至引發疲勞性骨折。

避免厚底鞋傷害的肌肉訓練

我從2014年起擔任青山學院大學（以下簡稱青學大）田徑隊長跑部門的體能教練。在日本，每年春節舉辦的箱根驛傳（驛傳是源自於日本的一種長距離接力賽），大家應該都有看到青學大的優異表現。自從2020年的箱根驛傳以後，大多數的青學大選手也都改穿厚底鞋參加比賽了。

這樣的改變，不僅讓青學大選手的跑步姿勢有了明顯改變，髖關節受傷的人也陸續出現。

以前，長跑選手的運動傷害多為脛痛症候群、足底筋膜炎、股骨疲勞性骨折之類的，但如今薦骨疲勞性骨折、臀肌受傷的案例有逐漸增加的趨勢；平日裡，表示自己內旋肌群、臀中肌緊張的跑者也變多了。

要想降低厚底鞋對髖關節造成的風險，必須鍛鍊足以承受觸地衝擊的肌耐力，具備穩定骨盆的力量與技巧。因此，不光是改變跑步姿勢去適應鞋子那麼簡單。青學大的選手們也花了近兩年的時間，才摸索出要如何鍛鍊肌肉才能駕馭厚底鞋，讓自己跑得快又不會有運動傷害。

讓你「跑出好成績！」的厚底鞋在一般跑者之間也非常受歡迎，因此受傷的人也越來越多。好不容易找到助跑神器，卻因為穿它跑步而受傷，從此不能跑了，這不是本末倒置嗎？

我在青學大推行避免厚底鞋傷害的肌肉訓練法，具體內容會在第3章詳細說明。

第3章

髖關節「無法正常運作」是什麼情況？

正常的髖關節必須「柔軟」

看實況轉播的時候，我們會聽到體育評論員說：「這位選手的髖關節很柔軟，控制得很好。」這裡的柔軟不是指可以做到180度劈腿的那種柔軟，而是指「髖關節能夠收放自如」的柔軟。

當我們跳躍、著地，跨步向前走的時候，腳承受著遠高於體重幾倍的衝擊。這衝擊的力道一路從踝關節、膝關節、髖關節往上傳遞。

當衝擊傳到髖關節的時候，髖關節也正承受著上半身的重量。髖關節控制得宜，指的是髖關節足夠柔軟，除了能吸收來自上下的壓力外，更具有穩定骨盆的力量。如此，身體便不會搖晃，能夠流暢地完成一連串動作。體育評論員口中的柔軟，指的是收放自如的彈性，也就是選手對髖關節的控制力。

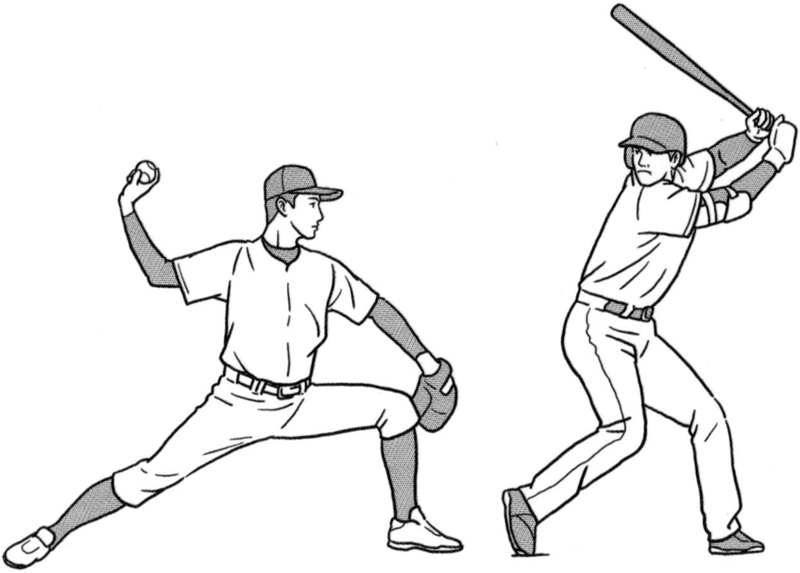

棒球選手的髖關節控制力必須很好

一旦我們控制不好髖關節，身體便無法承受來自上下的壓力。移動時搖晃不穩，摔跤跌倒都有可能發生。

柔軟度分成兩種

學會控制髖關節，不僅對運動員很重要，對一般人也是如此。一旦髖關節功能失調，無法正常運作，日常生活的動作便無法順利完成，走路被絆倒、跌跤更是常有的事。

驅動關節的是肌肉，因此

肌肉的柔軟度絕對與關節的功能有關。而影響髖關節的肌肉又特別多，只要其中一塊肌肉緊繃或受傷了，髖關節便不能好好運作。對髖關節而言，肌肉的和諧與平衡是最重要的，一旦軟硬不一、勞逸不均，髖關節就會出問題。

說到肌肉的柔軟度，大家第一個想到的就是多做「伸展」。一般所謂的伸展，正確來講應該是「靜態伸展」，也就是不借用任何外力，慢慢把肌肉拉伸開來的伸展。有人會說：既然柔軟度那麼重要，那我就勤練拉筋，多做伸展，讓每塊肌肉都很柔軟不就好了嗎？

其實，事情沒你想的那麼簡單。肌肉的柔軟度分成兩種。一種是不使用手或任何道具就可以拉伸開來的「主動柔軟度」；一種是用上工具或輔助才能拉伸開來的「被動柔軟度」。

這裡舉大腿後側的大腿後肌來做說明。臉朝上仰躺，雙腳屈膝踩地，一隻腳伸直抬起。雙手抱住抬起那隻腳的膝蓋後側，嘗試往身體的方向帶。此時腿往下壓的角度，便是大腿後肌的被動柔軟度。而這個姿勢做的正是大腿後肌的靜態伸展。

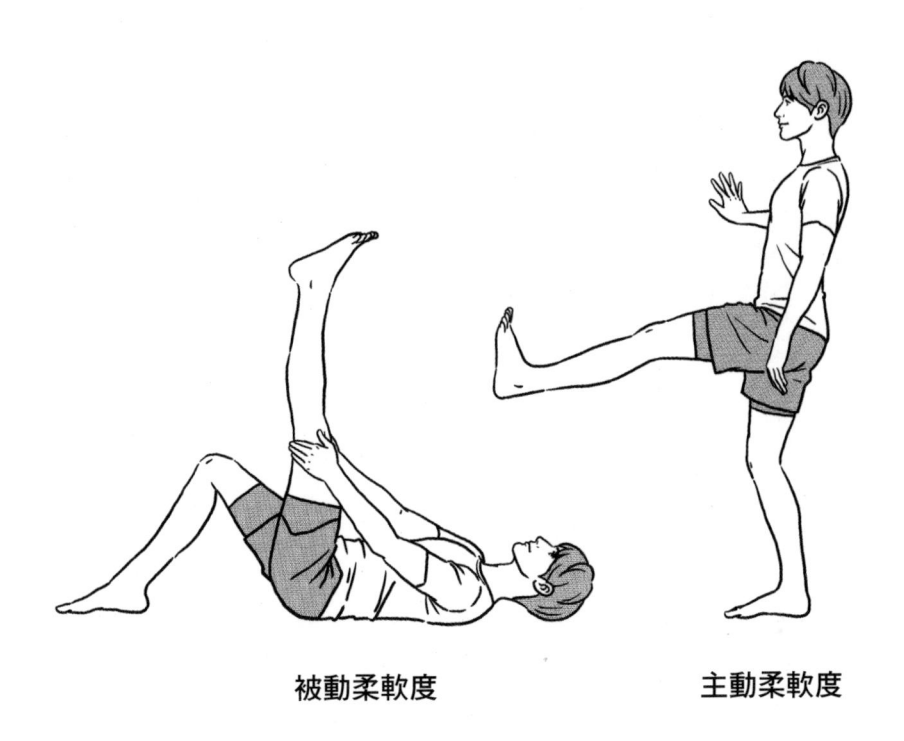

至於大腿後肌的主動柔軟度，又要怎麼測試呢？這時就不能用手施壓了。請站起來，嘗試單腳伸直往前抬起。能抬多高，意味著肌肉的主動柔軟度有多少。在無外力的幫忙下，我們能否完成日常生活或運動等實際場合的各種動作，便取決於這種主動柔軟度。

主動柔軟度在動態活動中產生

運動的時候，光有被動柔軟度是不夠的，也必須有主動柔軟度。因為在一連串動作中，能主動發揮作用的柔軟度更為重要。

比方說，跑者在跑步的過程中，如果只是大腿前側的股四頭肌收縮，大腿後側的大腿後肌沒有徹底拉伸開來的話，跑步的步幅就無法加大，速度也上不來，甚至會有抽筋等肌肉拉傷的現象產生。跑步的時候，我們不可能用手去壓大腿後肌迫使它伸展，因此這時需要的是主動柔軟度。不僅運動如此，要完成日常生活的各種動作，主動柔軟度都是不可或缺的。

再者，要訓練主動柔軟度，必須讓許多肌肉互相作用、產生連動。做動作的時候，肌肉必須拉長，此時與這些動作有關的肌肉如果無力的話，肌肉自然拉伸不開，動作也做不好了。

舉棒球的投球動作為例：一開始投手會把身體的重量擺放在一隻腳上，然後後腳往前一跨，瞬間重心轉移到前腳上。此時，如果脖子、腰椎、膝蓋，甚至腳踝都是穩定

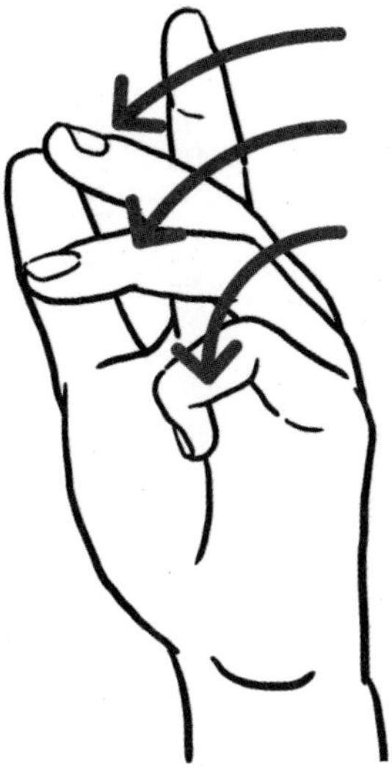

動力鏈

的，銜接上下軀幹的髖關節就能確實運作，腰也能大幅度扭轉，產生的力量更能全數灌注到投出的球上。

主動柔軟度是在動作過程中發揮作用的柔軟度，因此，光靠靜態伸展（我們一般所謂的伸展）並無法提升主動柔軟度。不過，話又說回來了，當我們不斷重複某個動作時，因為肌肉的互相作用，身體是會有記憶的。更何況，如果先天不夠柔軟（被動柔軟度不夠），那麼主動柔軟度也發揮不了，因此，也不是說做靜態伸展就毫無意義。

在此，稍微岔開一下話題，要讓主動柔軟度在動態過程中確實發揮，還有一點非常重要，那就是在一連串動作中，關節能以對的順序、對的時機活動。這有個專門術語，稱為「動力鏈」（kinetic chain）。

每當我跟人解釋動力鏈時，都會彎曲自己的手指來做說明。先彎小拇指、然後無名指、中指、食指、大拇指。如果中間跳過無名指，直接到中指的話，這便不是正確的動力鏈。同樣的道理，棒球選手投球，如果不按照正確順序驅動關節的話，那便不是正確姿勢，也做不到最好的發揮。

換句話說，要想在運動場上有好的表現，主動柔軟度與正確動力鏈，缺一不可，兩者皆無比重要。

穩定上半身的「內核心肌群」

能夠很好地控制髖關節，便可以避免身體的疼痛與不適。因此，穩定上半身，減輕髖關節的負擔，也是很重要的事。

對人體而言，髖關節是連接上半身與下半身的「重要」部位。它就好比建築物的「地基」（基礎、基座）。此時，上半身就是地面上的建築物，而下半身就是地面和打入其中的地樁。

一旦建築物東搖西擺、不停晃動，地基所承受的壓力便會加大。相反地，當建築結構扎實、穩若泰山時，地基的壓力便會減輕許多。人體也是一樣。如果上半身是穩定的，作為地基的髖關節的負擔也就沒那麼大了。

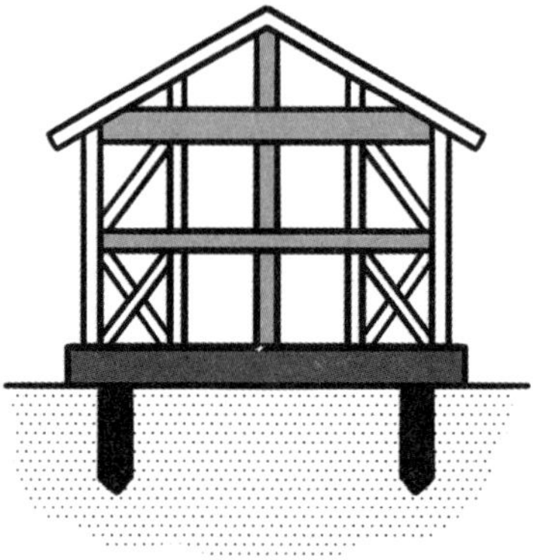

髖關節好比
房子的「地基」

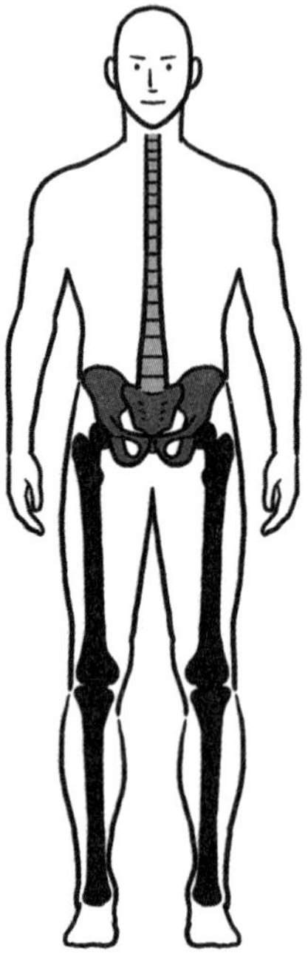

那麼，要怎麼做才能讓上半身是穩定的呢？

上半身要穩定，善用「內核心肌群」（Inner Unit）是主要關鍵。所謂內核心肌群，是身體深層部位的肌肉，由橫膈膜、腹橫肌、多裂肌、骨盆底肌群所組成。這些肌肉就像是一層膜，把盛裝內臟的「腹腔」收緊，發揮穩定的力量。

所謂腹腔，是指從肋骨以下到骨盆之間的腹部，裡面有肝臟、腎臟、胃、小腸、大腸

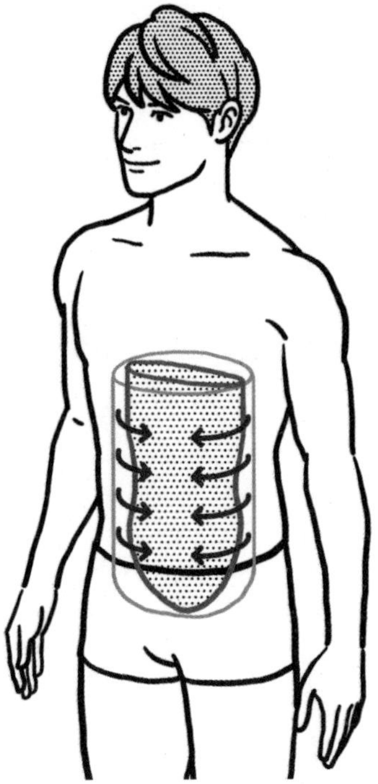

等許多臟器。內核心肌群就像是個盒子，從腹腔內側把這些臟器牢牢托住。

內核心肌群被稱為「核心中的核心」，而核心又被稱為「體幹」。因此，想要鍛鍊內核心肌群，不妨試試「體幹力訓練」。

此外，內核心肌群的外側，還有「外核心肌群」，由身體表層的腹直肌、腹斜肌群、闊背肌所組成。一般健身時做的腹肌訓練，鍛鍊到的便是外核心肌群。

第一步是學會腹式呼吸

平常我們不太會意識到內核心肌群。當我們說「啟動核心」時，指的是喚醒內核心肌群，讓它工作。一旦內核心肌群開始工作，身體的軀幹會得到支撐，上半身也會很穩定。

啟動核心的第一步，是學會驅動腹橫肌，練習「腹式呼吸法」（draw in）。腹橫肌為內核心肌群的主要肌肉，環繞包裹住肋骨與骨盆之間的腹腔。腹橫肌就像是天然的馬甲，把肚子從兩旁往中間束緊。

腹式呼吸，是藉由刻意的吐氣，促使腹橫肌出力。當腹橫肌用力，天然的肌肉盒子——內核心肌群會整片往內收縮，於是腹部核心便確立了。腹式呼吸做得好，需要的時候，隨時隨地都能啟動核心，發揮穩定上半身的力量。

如果你不曾做過腹式呼吸，建議你不妨從最基本的躺姿開始練習起。

臉朝上平躺，雙腳屈膝踩地。首先，吸氣5秒，讓肚子鼓起來，同時腰部明顯往上拱。請盡量把氣吸飽，想像肚子完全膨脹開來。

吸氣5秒，
吸到肚子膨脹，
腰往上拱

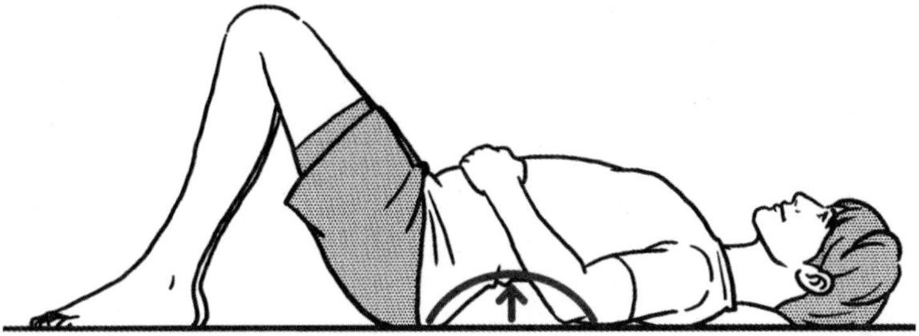

吐氣5秒，
讓腰慢慢貼近地面

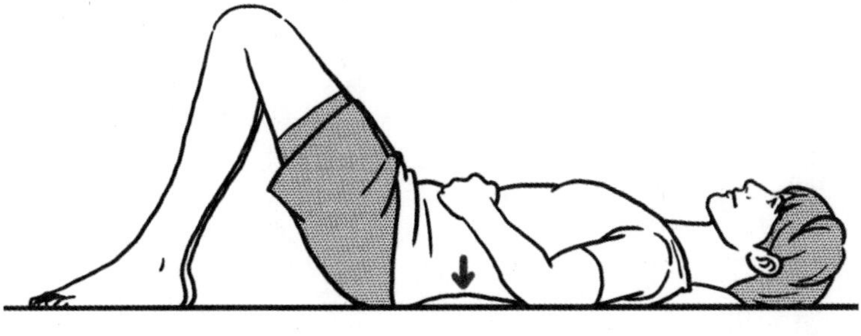

接著，吐氣5秒，慢慢把氣吐光。與此同時，腰慢慢放下、貼近地板，直到中間剛好可以塞進一個手掌厚的距離。

這個時候，腰不需要用力，而是隨著吐氣很自然地往地板貼近。還有，腰完全貼平地板也是不對的。

這個練習有兩個重點。第一，吐氣的時候，全身放鬆，腹直肌不要太過用力。第二，一邊吐氣，一邊收夾肛門或陰道。如此，連骨盆底肌群都可以鍛鍊到。

腹式呼吸，是有意識地使用內核心肌群，促進上半身穩定的技巧。俗話說熟能生巧，請多練習個幾次。如果這個姿勢已經駕輕就熟了，不妨試試別的姿勢，比如說兩腿伸直、膝蓋不用立起來的平躺姿勢。

如果這個姿勢也熟悉了，那就再往下挑戰上半身更不穩定、沒有地板支撐的姿勢。四肢著地、跪姿、站姿等等，一步步提高難度，最後練到不管處於何種姿勢，都能夠自由使喚內核心肌群，讓它工作。記住了，每個階段的練習都要遵守前面提到的那兩個重點：全身放鬆，肛門、陰道夾緊。

此外，也可以趁工作空檔，坐在椅子上，練習腹式呼吸法。比如坐捷運的時候，善用零碎時間，隨時隨地都可以練習。

腹式呼吸法為核心訓練的第一步。關於這點，在我的拙作《世界最有效的體幹力訓練》（日文書名為：世界一効く体幹トレーニング，Sunmark出版）有詳細論述，有興趣的讀者不妨去找來看看。

爬山也會用到內核心肌群

學會使用內核心肌群，便可減輕日常生活、健身、運動等各種場合對髖關節造成的負擔。

比方說，喜歡爬山的人，學會使用內核心肌群後，就可以避免髖關節疼痛或不適感的發生。爬山其實是很耗損髖關節的活動。

爬山的時候，我們最常背的是後背包。後背包很能裝，可以裝進滿滿的東西，而且，因為是背在後面，兩手可以騰出來，大家都覺得很方便。然而，當我們背著大大

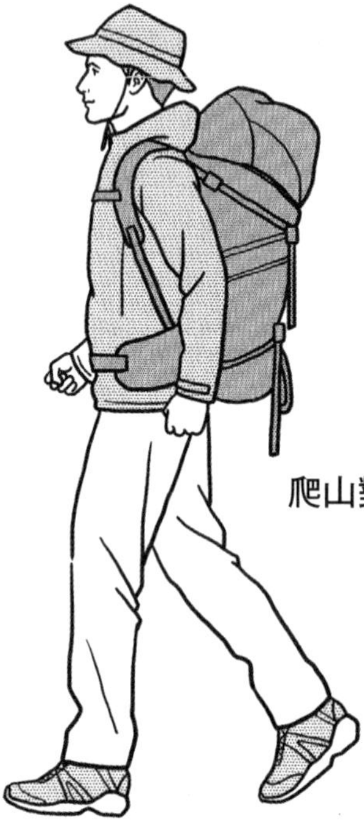

爬山對髖關節造成的
負擔頗大

的後背包時，背包的重量難免會把上半身往後拉。為了不讓身體往後翻，髖關節必須彎曲，才能把上半身拉回來。於是，我們就以這前彎的姿勢（在骨盆前傾的狀態下），不斷地邁開雙腳，讓髖關節承受了比以往更多的壓力。

加上山路本就不太平坦，登山鞋的底又厚。跟跑馬拉松時穿的競速跑鞋一樣，登山鞋的重心比較高，這下又加重了髖關節的負擔。

綜上所述，建議登山愛好者一定要練習腹式呼吸法。

不僅如此，平常愛穿高跟鞋的人，也請善用內核心肌群，讓它工作，多少減輕髖關節的負擔吧！

會不會使用髖關節，決定了跑者的實力

馬拉松選手的髖關節如果不夠靈活的話，成績肯定好不到哪裡去。這裡說的「不夠靈活」，指的是在跑步的時候，髖關節的功能無法徹底發揮——即使應付日常生活沒有問題。

髖關節不夠靈活，最大的影響是錯失加速的時機。你心想著：「這裡該加速了」，正要加大步伐的瞬間，髖關節突然一陣刺痛，這時實力能發揮六、七成就要偷笑了吧？

其實，就算是小腿受傷的脛痛症候群（夾脛症），對成績的影響也沒那麼大。由此可見，會不會使用髖關節對跑步有多重要了。

使用內核心肌群的
跑步姿勢

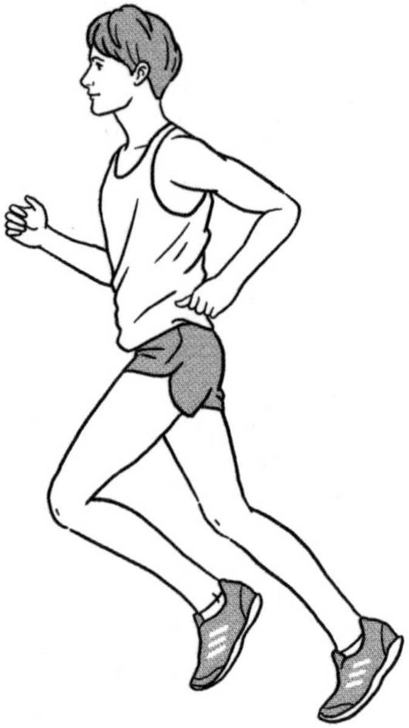

未使用內核心肌群的
跑步姿勢

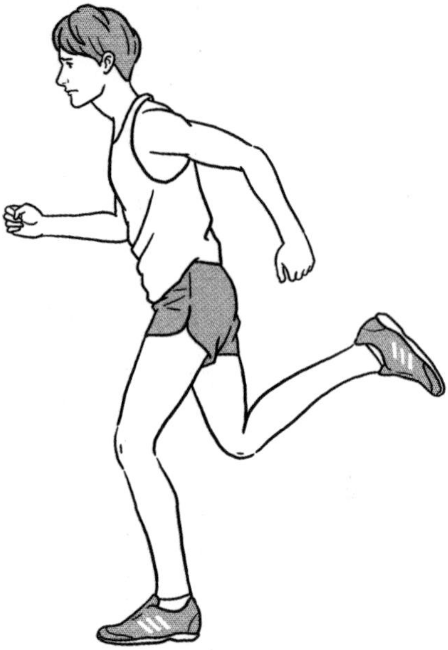

使用內核心肌群跑步

要讓髖關節足夠靈活，徹底發揮它的功能，除了確保髖關節有適度的活動空間（可動區域）外，也必須具備觸地之際保持身體平衡的肌力。

不管怎麼練習，成績始終無法進步的人，可能要想一下是不是髖關節出了問題。尤其是女性跑者，常因髖關節不夠靈活而影響了運動表現。想要知道自己的髖關節是否正常，請參考本書的自我評估（▼參照P．28）。

此外，啟動內核心肌群，保持上半身的穩定也很重要。上半身穩定，就能減少髖關節的負擔，在運動場上也能有更好的發揮和表現。跑步時內核心肌群不工作，軀幹是不穩的，全身東搖西晃不說，也會讓疲憊感增加。

也有人是跑步跑到一半，內核心肌群使不上力。比方說，以超出平常的速度拚了命地快跑、衝刺，突然間，內核心肌群就罷工了，無法運作了。

跑步時，要讓上半身穩定，除了內核心肌群以外，表層的外核心肌群也要鍛鍊。此外，支撐骨盆的臀大肌等肌肉也要強化才行。

在內核心肌群啟動的狀態下，往前推蹬，著地的瞬間，臀肌維持骨盆的穩定，手能有控制地擺動等等，這些才是選手應該追求的身體素質，以及必須加強的體能訓練。

厚底鞋的優勢在於髖關節不用「彎曲」

練習完後，問穿厚底鞋跑步的選手：「哪裡特別疲勞？」通常會得到兩種答案：一是「股四頭肌和臀部肌群」，二是「大腿後肌」。

前者是善用厚底鞋優勢的選手，後者則是把厚底鞋當薄底鞋穿，沒能發揮它的好處。跑步的時候，穿厚底或薄底的鞋子，用到的肌肉是不一樣的，因此，疲勞的部位也會不同。

穿薄底鞋要跑得快，技巧為前腳著地後，後腳要盡速反折彎曲。彎曲的角度越大、速度越快，往前跨的步距就會越大。然而，要這麼快速俐落地彎曲，大腿後側的大腿後肌必須具備強大的肌力與爆發力。也因此，跑完後，大腿後肌肯定會感到疲勞。

相反地，厚底鞋卻是藉由鞋底碳纖維板的反作用力，主動讓腿反折彎曲。換句話說，大腿後肌不用怎麼出力就可以往前跨步。也因此，穿厚底鞋跑步卻說大腿後肌痠痛的人，那是沒善用厚底鞋的優點，用原先穿薄底鞋的姿勢來跑步了。

靠股四頭肌與臀肌吸收衝擊力

穿厚底鞋要跑得快，技巧在於：觸地的瞬間，體重必須完全落在碳纖維板上，產生百分之百的反作用力。接著，股四頭肌再把反作用力化為最大的推進力。與此同時，臀大肌、臀中肌等臀部肌群需吸收、化解著地時的衝擊。這也是為什麼跑完後，股四頭肌和臀肌會很疲勞。

再者，就我所見，我發現選手能否善用厚底鞋，發揮厚底鞋的長處，跟他自身的體重或肌肉量也有關係。

跑步時如果選手能讓體重（身體的重心）百分之百、準確地落在碳纖維板上，便能產生極大的反作用力，而腳被回彈、離開地面的時間也會加長。腳離開地面的時間越長，往前推蹬的力量就越大，因此，為了讓踏出的每一步都是扎實平穩的，必須有一定的體重和肌肉量才行。

此外，印象中，相較於男性選手，女性選手比較不會穿厚底鞋跑步。這恐怕跟女性先天體重輕、肌肉量也比較少有關。

讓身體記住肌肉的「協調性」

我指導的青山學院大學田徑隊長跑部，是實力超強的明星隊伍，連在箱根驛傳這樣的比賽也屢創佳績。即便已經這麼強了，青學大的選手們還是不厭其煩地摸索、試驗，想辦法讓自己的身體能更好地駕馭厚底鞋。

他們在摸索中發現，想要善用厚底鞋的好處，提升跑步成績，同時又不讓自己受傷的話，必須大幅調整重訓的方向。

從前穿薄底鞋的時候，為了穩定上半身、減輕髖關節的負擔，大家做得最多的是核心訓練。不過，穿著厚底鞋的話，髖關節不用彎曲，保證體重能完全落在鞋底比較重要，因此，下半身的大塊肌肉也必須鍛鍊才行。

這時訓練的重點會擺在股四頭肌與臀部肌群的強化上。不光是對這兩大肌群進行高強度的重量訓練而已，還會使用名叫Encompass的器材，進行「功能性訓練」（Functional training）。這個訓練的目的在讓身體記住臀部肌群、闊背肌等與其他肌肉協同發力的運動模式（協調性）。如果闊背肌等能與臀部肌群協調用力，便可減輕臀肌負擔，避免它過勞。而這些重訓都要視每位選手的情況量身打造訓練菜單。

透過這樣的訓練，讓選手穿厚底鞋跑步時，姿勢是穩定的；不僅成績進步了，也大幅減少臀中肌緊張、薦骨疲勞性骨折的問題發生。

想當初厚底鞋剛問世時，不管資訊或數據都很少，我們只能一邊摸索一邊給選手訓練，幸好選手都很配合也很努力。其實，改變跑步姿勢，對選手而言不僅是肉體的極大負擔，更是很恐怖的事。然而，皇天不負苦心人，第100屆箱根驛傳，我們的隊伍贏得壓倒性的勝利，真是太令我驕傲了。

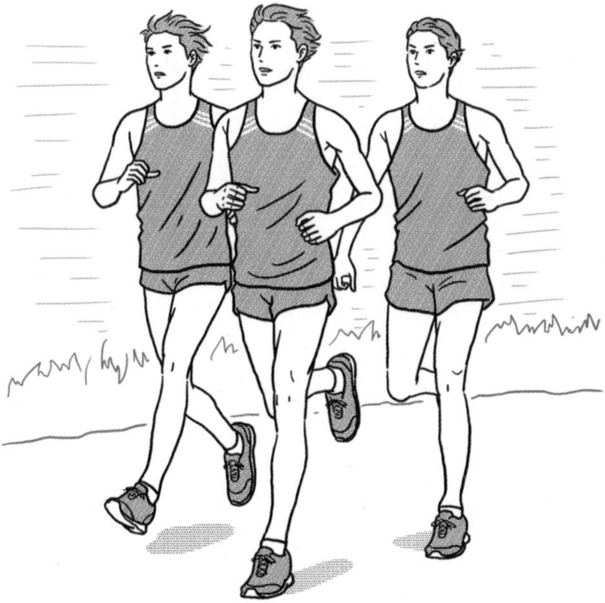

學習穿厚底鞋的正確跑法

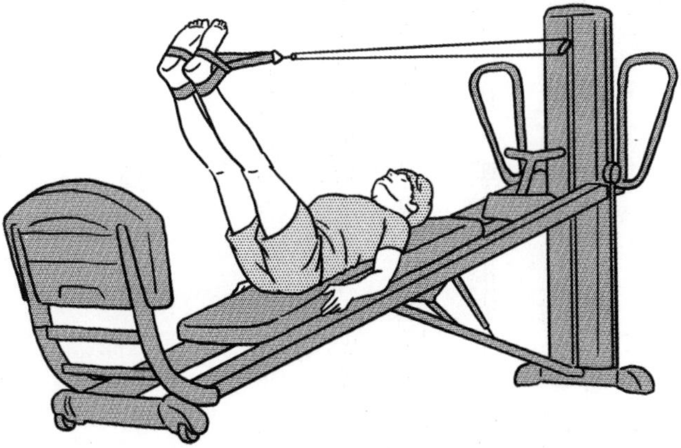

利用Encompass器材，訓練肌肉協調性

出類拔萃的厚底鞋王者

話說，厚底鞋每年都在進化、都在改版，目前我最推薦的是愛迪達的專業厚底跑鞋「ADIZERO ADIOS PRO EVO 1」。

穿上腳的瞬間，我馬上受到強烈震撼：「這個不得了！」它遠遠拉開了自己與其他跑鞋的距離。

穿厚底鞋跑步，著地的瞬間最為重要，體重必須垂直落在對的位置上，否則就彈不高，往前推蹬的力量也不夠。然而，穿上EVO 1後，儘管觸地的位置有點偏，路面的狀態改變了，它還是可以利用地面的反作用力，讓腳高高彈起。鞋底反彈的範圍大，且重量輕，一隻腳只有138克。特別是跑到後半場後，選手都很累了，觸地的位置會偏移至腳後跟，而這正是決定勝負的關鍵。誰能即時把重心調整回來，誰就能跑得最快，因此，對選手而言，這是一款非常有魅力的鞋子。

不過，EVO 1的耐久性低，跑個200公里就得報廢，這是它的缺點。而且就專業跑鞋來說，它算是很貴的（一雙約8萬日圓，2024年9月的定價）。對一般跑步的人而言，簡直高不可攀。不過呢，也正因為如此，大家都許願：「有朝一日一定要穿看看！」

貼地型跑法的缺點

說到東京都內首屈一指的練跑聖地，非皇居莫屬。我偶爾也會過去，但因為職業病的關係，忍不住會觀察起別人的跑法。

最常見到的，是小腿如蘿蔔粗壯的貼地型跑者。這種型態的跑者，髖關節的活動範圍小，通常是用膝蓋以下的小腿在跑步。

另一種飛躍型跑法，跑步時必須大幅活動髖關節，下半身的大肌肉——臀大肌、股四頭肌、大腿後肌也要啟動，才能快速地往前進。相形之下，貼地的跑步型態只用小腿在跑。小腿肌肉尺寸小不說，還要獨自承包所有大肌肉的工作。負擔過重、過勞是一定的，也難怪這類型跑者的小腿會越跑越粗壯了。

不過，就連跑者本人可能都覺得，只用小腿跑步比較輕鬆吧？使用髖關節的飛躍型跑法，必須啟動下半身的大肌肉，消耗的能量也會更多。

特別是不常跑步的人、下半身肌肉量少的人、持久力不夠的人，不知不覺中會縮小步幅（stride，跑步時單腳跨出去之後，兩足之間的距離），開啟「節能」跑步模式，只用小腿肌肉小步、小步地往前移動。

給肌肉刺激、喚醒它

不過，這是個雞生蛋、蛋生雞的問題。或許隨著跑步能力越來越好，就會使用髖關節和大肌肉了呢？於是，不僅速度加快，跑起來也更輕鬆了。反正，如果你跑步是為了減肥，想要消耗更多熱量的話，那肯定得選擇使用髖關節的跑法。

要想學會使用髖關節的飛躍型跑法，必須擴大髖關節的活動空間，並提升下半身的肌力。有人就因為習慣這種跑法後，步幅自然加大了。

不過，也有人明明覺得自己的髖關節和下半身肌力沒有問題，卻始終改不了貼地型跑法，致使小腿越跑越越粗壯……。這樣的人，應該是不會使用大塊肌肉。

這個時候建議你要啟動肌肉的「活化」（activation）。活化肌肉，是指在暖身階段給沉睡的肌肉一些刺激，讓它醒過來。施予肌肉5～6次的刺激，讓接下來會動到的它開始工作。目的不在鍛鍊，因此不需給太多重量，也不需做太多次。

要讓髖關節更靈活，不妨施以臀大肌和臀中肌刺激。建議你可以多做「臀橋」（hip lift）運動。

臀橋是躺著抬臀的動作，又稱橋式。上網搜尋一下，馬上會有一堆做法跑出來。既然目的在活化肌肉，那麼做單腳的臀橋即可。臉朝上仰躺，一隻腳屈膝踩地，膝蓋立起；一隻腳膝蓋微彎，腿伸直舉起。踩地那隻腳的腳掌用力一蹬，花4秒的時間把臀部抬起，接著再花4秒的時間把臀部放下。

左右各做5次，把它排入跑步前的暖身運動中。應該會感覺骨盆比較穩定、步幅也加大了。

此外，前面講的腹式呼吸法也可在暖身活化肌肉的時候做，這會讓你還沒開始跑，內核心肌群就已不自覺啟動。於是，軀幹穩定，跑起來更輕鬆，腰部的負擔也沒那麼大了。

從鞋底可看出一個人的走路姿勢與髖關節的健康程度

作為體能訓練師，指導學員的時候，我都會參考他們的「鞋底」來擬定健身菜單。只要觀察鞋底摩損的型態，便可知道這個人平常重心擺放的位置，以及使用身體的習慣。

除了鞋底之外，腳底也是很好的參考。長水泡的位置、皮膚的厚度，都可看出一個人活動時如何擺放身體的重心。

走路時身體重心擺放的位置，會直接影響走路的姿勢。這裡就舉最具代表性的四種走路姿勢所造成的鞋底磨損型態來做說明。不曾仔細觀察自己鞋底的人，請找一雙常穿的鞋子來對照看看。或許這將成為你認識自己走路姿勢並著手矯正的契機。

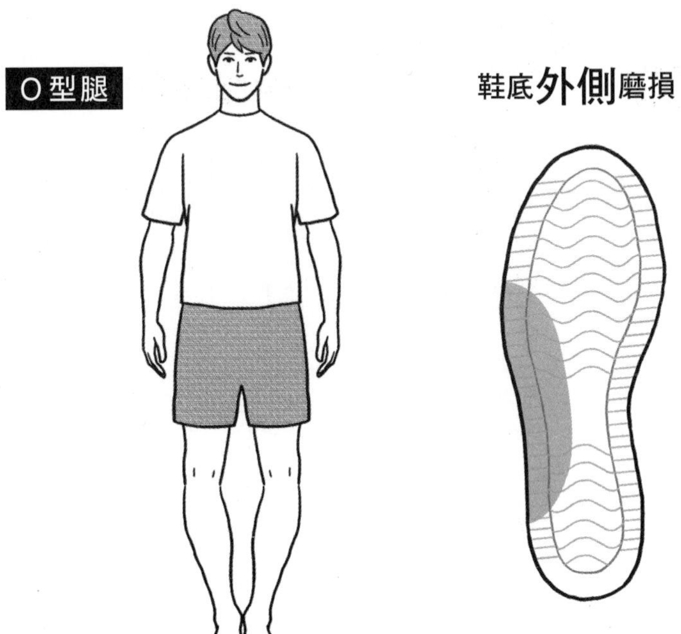
O型腿
鞋底外側磨損

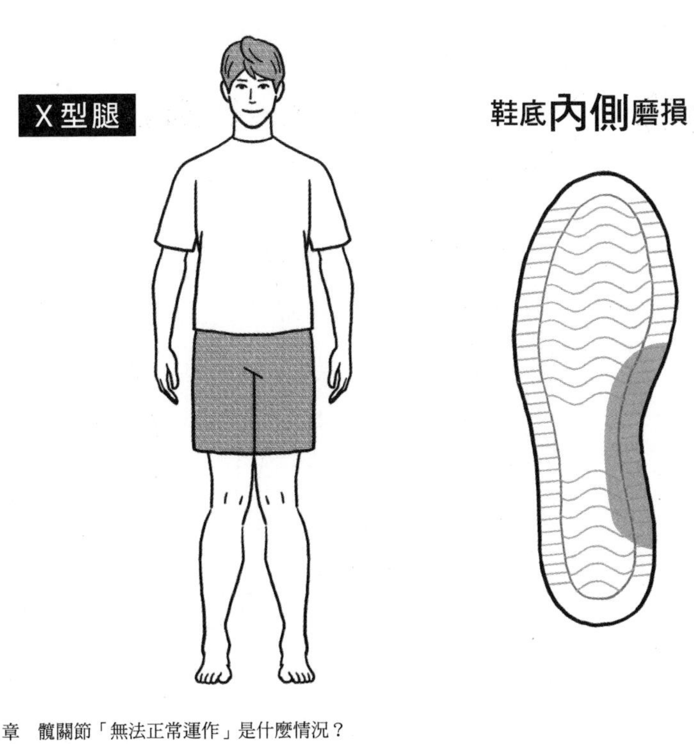
X型腿
鞋底內側磨損

過度挺腰

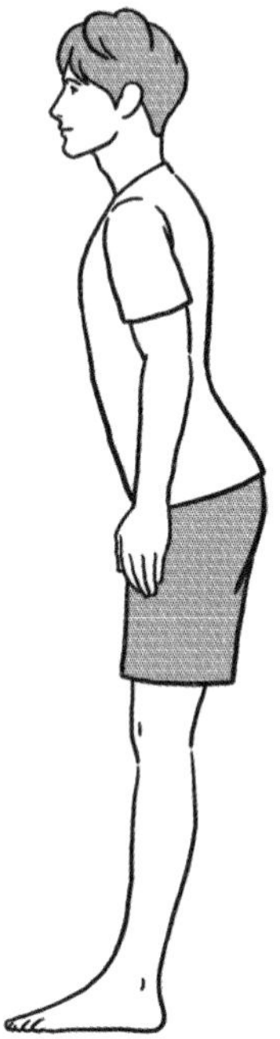

鞋底前側磨損

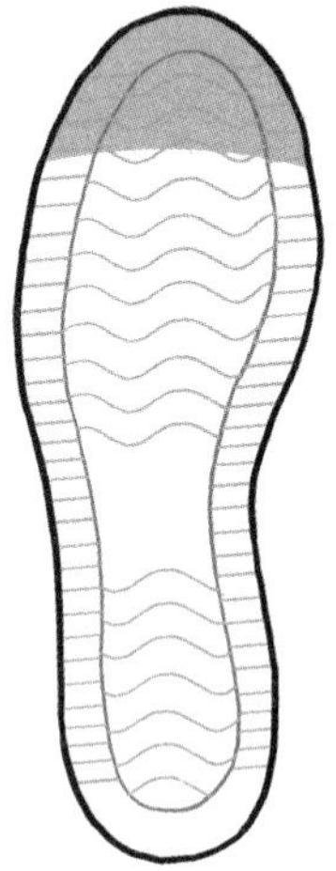

彎腰駝背

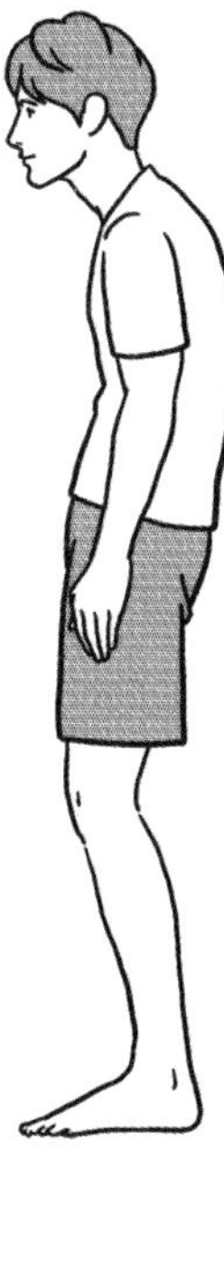

鞋底後側磨損

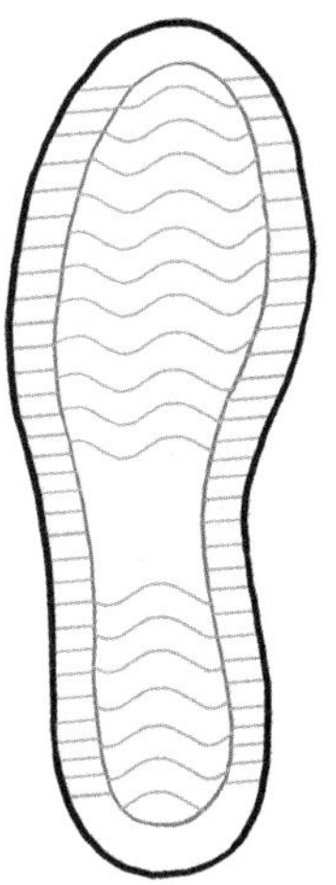

每當我看著街上正在跑步或走路的人，總會忍不住去分析：「這個人的身體重心前傾，所以他的腳底應該是長這樣的吧？」

腳底說明了一個人的身體使用方式與生活習慣。也難怪身為體能訓練師的我那麼感興趣了。相反地，不去看一個人的腳底或鞋底，就去評論他的身體使用方式，可以說是捨近求遠、緣木求魚了。

四種鞋底磨損類型

姿勢會反映一個人平常使用身體的方式，更會對髖關節造成影響。

鞋底外側嚴重磨損的人，典型姿勢就是站立時腳踝貼齊，膝蓋卻無法併攏的「O形腿」。只因大腿骨嵌入髖臼時是往外翻的，致使髖關節也被拉著往外轉開。為了彌補，膝蓋以下的下肢會代償地往內扣，身體重心落在腳掌外側，造成鞋底外側磨損。

相反地，鞋底內側磨損的人，則是膝蓋相碰，腳踝卻無法併攏的「X形腿」。大腿骨從髖臼往內側旋轉進來，膝關節代償地往外翻開，重心多落在腳掌內側。這種現象經常發生在骨盆天生比男性寬大的女性身上。

至於鞋底前側嚴重磨損的人，典型的姿勢是「過度挺腰」。骨盆前傾，髖關節經常是彎曲的。重心落在腳掌前面，導致鞋底前側容易磨損。邁出步伐的瞬間，總覺得髖關節卡卡的。常穿高跟鞋的人、運動不足的人、核心無力的人，最常出現這樣的鞋底磨損。

鞋底後側磨損的人，習慣的姿勢是「彎腰駝背」。骨盆後傾，髖關節總落在前面。由於身體重心偏後側，所以磨損部位主要在鞋後跟。髖關節靈活度差的人、整天坐辦公室的人、年紀大的老人家，其鞋底磨損通常為這種類型。

「評估身體狀況」是健身的第一步

體能訓練師的工作，跟醫生的有點像。

醫生的工作呢，就是聽患者陳述自己的症狀，加以「診察」後，擬定治療的方針。身為教練的我們，也會根據學員的體能狀況，決定要施以怎樣的訓練。具體來說，我們會參考學員的年齡、想要強化的部位，如果是運動員的話，還要把參賽的項目等等考慮進去，開立個人專屬的運動「處方」。

教練對學員身體所做的「評估」，就等同於醫生對患者的診察。評估失真，訓練將事倍功半，成效不彰，搞不好還會害學員受傷，因此，正式訓練之前，一定要做好評估。

本書介紹的評估，是針對髖關節功能是否正常所做的檢測（▼參照P・28）。這套評估的方法，我在實際的訓練現場也經常使用。

這套評估是綜合性地去檢測髖關節的靈活度夠不夠、身體是否有足夠的肌力去轉動髖關節，以及內核心肌群是否能穩定上半身，同時與髖關節產生連動，建立一定的協調性等等。

不僅如此，這套評估還有助於被評估者「去感受自己的髖關節」。因此，請自我檢測看看，你應該會更認識自己的身體。

練習轉髖，使內核心肌群自然啟動

內核心肌群是有可能跟髖關節協同的，即便是不曾做過體幹力訓練的人，也能藉由髖關節的活動，啟動內核心肌群。關於這一點，你做自我評估的髖「旋轉」測試就知道了。一隻腳站著，一隻腳從大腿根部往外轉開，畫圓。這時你的身體會不會晃？有人不扶著牆，可能就做不了這個動作；當然，也有人會自然啟動內核心肌群，身體始終穩如泰山。

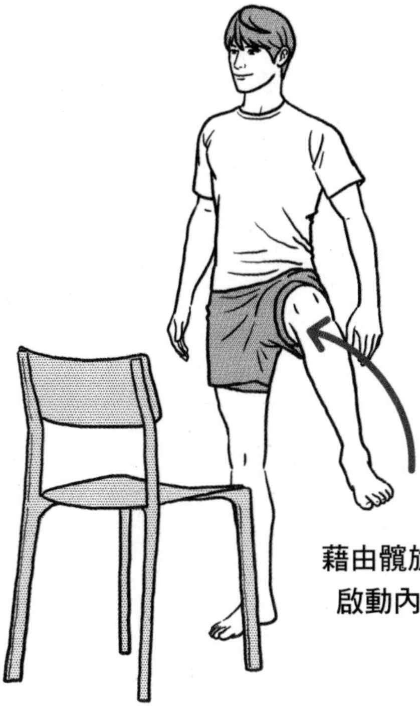

這套轉髖的動作如果能流暢地做完3次，代表你的髖關節沒有問題，與內核心肌群的協調性也夠。不過，熟能生巧，就算一開始很不穩的人，多練習個幾次，核心也能逐步建立，越做越穩。

髖關節功能的自我評估，建議你要定期去做。我們的體重、體脂肪、肌肉量等，可以靠身體組成分析儀來做檢測，但髖關節的狀態是沒辦法靠機器測定的。不妨每週都做一次髖關節的自我評估，應該能感覺到練習帶來的細微變化。

你能單腳站立穿襪子嗎？

人一旦年紀大了，下半身的肌力和關節就會開始退化。如何知道自己的肌力或關節有無問題？有一個方法，就是看你「能否單腳站立穿襪子」。

如果兩隻腳都可以做到單腳站立穿襪子，代表支撐身體的肌力、關節的驅動力、身體的平衡力等等，都還保持得不錯。日本有所謂的「行動障礙症候群」（Locomotive Syndrome，簡稱為LOCOMO），指一個人的骨骼、肌肉、關節退化嚴重，導致站立、行走等動作困難，未來有極高的長照風險。不過，若能單腳站立穿襪子，應該就不用太擔心LOCOMO（行動不便）的問題了。

單腳站立穿襪子，不失為測試髖關節是否健康的好方法。不過，我平常在健身房指導一般民眾進行髖關節測試時，不會要他們做單腳站立穿襪子，而是藉由一連串動作，檢視在活動過程中髖關節是否能正常運作。做法如下：腳前後站，以弓箭步的狀態開始。移動重心到前腳，站起來的同時，大幅轉動髖關節，把後腳往前跨。

沒有肌肉是單打獨鬥的，要想完成一個動作，必須好幾塊肌肉一起合作。這樣的協調性是否能在我們行動時正常發揮，對於評估髖關節的功能而言，也是非常重要的。

改善髖關節功能的三個步驟

從下一章開始，我們終於要進入實地操作的環節了，我將清楚告訴你，如何改善髖關節的狀態。不過，我們先在這裡講一下訓練的步驟與過程。我的課程之所以這樣規劃，是有充分理由的，必須按部就班來做，才能達到最好的效果。

話說，髖關節不健康，主要有三個原因。

一、髖部周圍肌肉的柔軟度和肌力不平均。

二、髖部肌肉虛弱無力，無法在活動時提供穩定支撐的力量。

三、骨盆先天發育不全。

本書設計的課程，主要在解決前面兩個問題。至於第三項的先天發育不全，視情況而定，也有可能透過調整髖部肌肉的協調性與柔軟度後，獲得某種程度的改善。

實際進行的訓練方案

接下來的第4章，我將告訴你如何調整髖關節，讓它恢復「平衡」。髖關節周圍的肌肉，有的僵硬，有的太過柔軟，就是這種不平均導致髖關節功能失調，無法正常運作。我們會檢視每塊肌肉，確定其「主動柔軟度」與「被動柔軟度」後，逐步進行調整。不改善柔軟度的不平均，不管做什麼訓練都是徒勞的。因此，第一步我們要先從根本解決問題。

之後的第5章，我會告訴你如何適度加大髖關節的「可動區域」。髖關節為球窩關節，本來可動區域就很大，可以朝各個方向轉動。這裡主要是利用動態伸展，慢慢地把髖關節拉伸開來，增加它的活動空間。如此一來，做任何動作都會輕而易舉、流暢許多。

第6章的訓練課程，主要在講如何建立「穩定」與「驅動」髖關節的力量。如果可以的話，請先鍛鍊「穩定」的力量，然後才是「驅動」的力量。此外，要讓髖關節穩定，上半身與下半身產生連動，具有協調性也很重要。髖關節在活動時是穩定、有力的，在平日，我們不僅不會跌倒受傷，在運動場上還能有更好的發揮和表現。

「調整髖關節，使肌肉柔軟度平均」、「活動髖關節，適度加大髖關節的空間」、「鍛鍊髖關節，讓它更穩定有力」，這三個步驟——這一套訓練課程，我在教學現場也是這麼指導學員來改善髖關節的。髖關節無法順利彎曲、髖關節使不上力、髖關節怪怪的，我們將逐步調整這些狀態，讓髖關節越來越好。

那麼，就讓我們從下一章開始掌握自己髖關節的狀態，一同來改善它吧！

專欄　發現髖關節神奇之處的心路歷程

我第一次從事運動指導是在18歲的時候。因為學生時期曾是游泳選手，所以我開始擔任游泳教練。之後，我在美國持續學習教練的相關課程並進行實務訓練，回國後過了一段時間，我取得美國的專業資格，並正式開始擔任私人教練。

我從2003年開始負責運動選手的訓練。此後，我指導過田徑、壘球、籃球、體操、蹦床（trampoline）、桌球、網球、羽球等各種運動項目的選手。

擔任運動選手的教練時，一開始的階段，我會一邊傾聽選手的個人目標以及遭遇到的挑戰，一邊透過觸摸身體和觀察動作來進行評估，之後再擬定訓練計畫。不過，如果是我第一次擔任教練的運動項目，我會花一個月的時間專心研究該項運動，先不與選手見

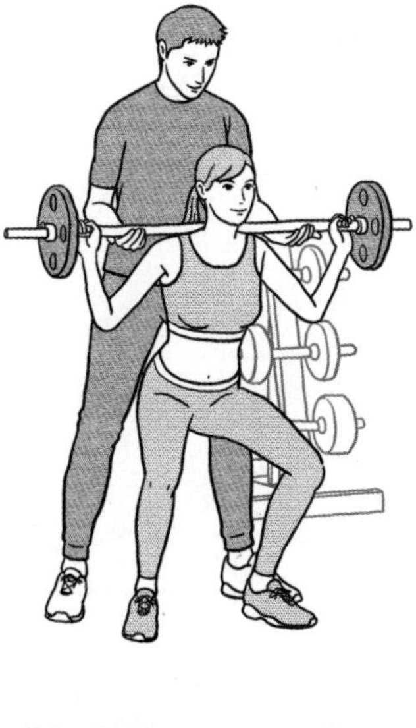

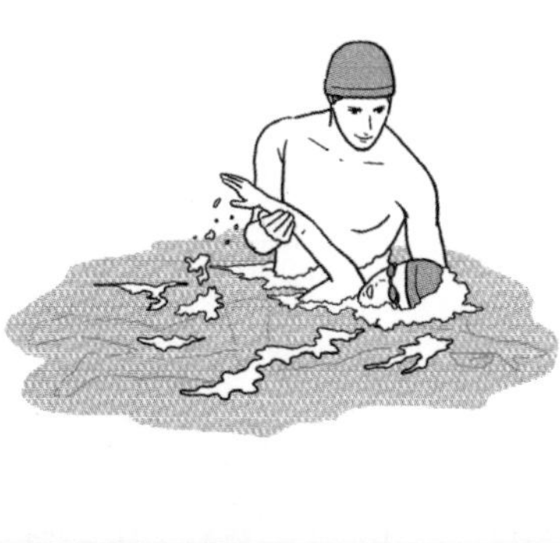

面。先了解比賽規則，再來是研究需要具備的體能以及目前的頂尖選手等等，然後比較自己訓練的選手與其他選手的差異，全面剖析在體能方面有哪些優勢、又有哪些不足之處。

在第3章中我談到「評估」（Assessment）對於體能訓練師的工作有多重要。在評估身體的過程中，判斷關節的活動範圍是否恰當，是不可或缺的要素。

人體的所有關節大致上都有其固定的活動角度與活動方式。然而，當關節活動困難或無法順利轉動時，就無法做出原本應該可以做到的動作。

例如觀察跑步姿勢時，會特別著眼在動作不自然的部分，像是手臂擺動過慢、肩胛骨無法上提、髖關節不夠靈活、膝下擺動幅度過大等等。一旦遇到這種情況，只要用手觸摸看看就能發現身體的各種問題，比如肌肉僵硬、關節活動方向偏差、內核心肌群無法正常啟動等等。

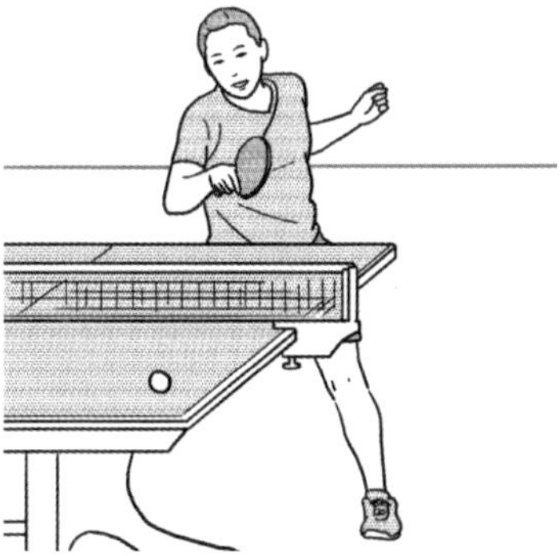

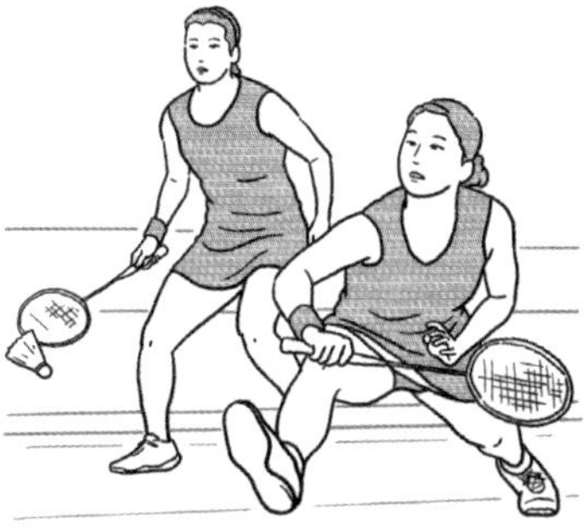

因為知道所有的關節應該是怎樣正確動作的，所以我們教練能夠評估運動員的動作，為運動員擬定訓練計畫。就我而言，奠定這些基礎知識的教科書是《功能解剖學》（*Anatomie Fonctionnelle*）。大約三十年前，我在美國留學、學習訓練學的那時，它是解剖學課程使用的教材。這本書的作者是法國的骨科醫師亞達伯特・卡潘吉（Adalbert Kapandji，1928年～2019年），他詳細研究人體所有關節的構造，並釐清每個關節能以多大的角度、往哪個方向活動。

卡潘吉解説人體構造與功能的《功能解剖學》是當時許多教練、醫師、物理治療師等有志從事與身體相關工作的專業人士都會研讀的教科書，是如同聖經般的重要書籍。它的特色是大量使用插圖，並且清楚地解釋了關節的運動、可活動範圍、結構以及動作的機制等等。

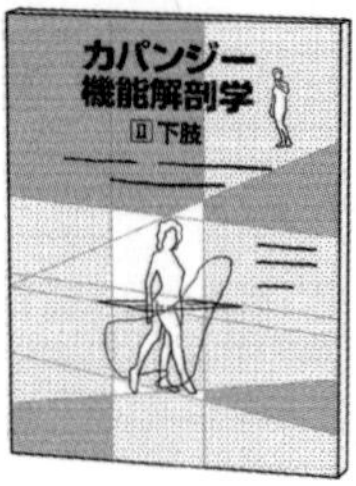

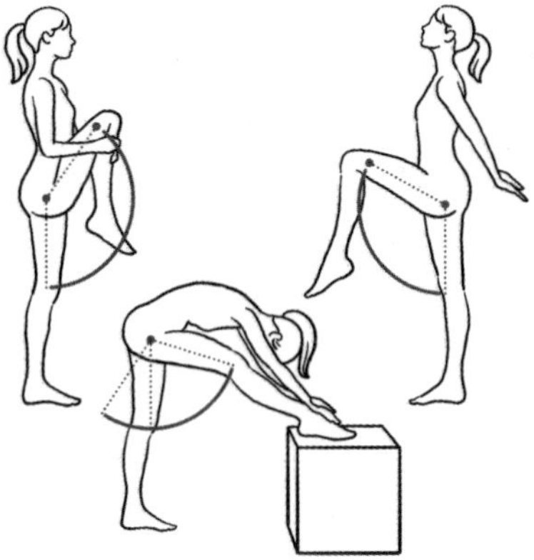

以現今的教練教材來説，若是髖關節有問題的情況，書裡會載明「可能存

在問題的關鍵部位以及對應的運動治療方法」。相較之下，卡潘吉的教材只記載著「關節應該如何活動才是符合人體構造的正確方式」，至於找出原因與改善的方法，只能靠自己思考。

要讓哪個關節、以多大的角度、往哪個方向、怎麼活動，才能讓動作達到預期的模樣？從學生時代開始，我便以教科書上的知識為基礎，不斷地靠自己去想像、去思考，我想也是因為如此才讓人體構造的知識深植腦海，培養出我解析動作的能力。

即使到了現在，每當要擬定訓練計畫時，我仍然會翻閱卡潘吉的《功能解剖學》。找不到答案的時候，真的是無止盡的煎熬，可是一旦找到「答案」且因此產生了良好的成效時，那種喜悅真是難以言喻。

人體真的非常奇妙。彎曲關節時，是透過怎樣的機制讓肌肉收縮的？進行伸展時，細胞內又會發生怎樣的變化呢？即使是一根骨頭，它的形狀乃至角度、構造，全部都有「為什麼是這樣」的原因存在。直至今日，每當了解這些原理的當下，我還是會因為人體不可思議的精巧構造而激動不已。其中，髖關節有多麼了不起，以及它對人類的重要性，我已經在本書中反覆強調了多次。

對身體了解得越深，越能知道怎麼做才能改善動作、預防傷害。這樣的追根究柢越鑽研越有樂趣，完全不會讓人感到厭倦。

我曾想過或許有一天自己會對這份工作感到厭煩，但現在每天早上醒來只要想到「今天有幾堂一對一課程要上」，我還是感到興奮不已。這樣的心情，三十年來從未改變。正因為如此，我更加確信自己為這份工作深深地著迷。

第4章

調整髖關節，使肌肉平衡

身體力行、評估髖關節的方法

從這一章開始，我們將介紹改善髖關節功能的各種運動。

如果你已經感覺到髖關節痛痛的，請在運動之前，務必找醫生診斷一下，因為有可能做了運動後，情況會更嚴重。若還不到痛的程度，但一動起來就覺得髖關節怪怪的，那就代表你的髖關節可能正在退化。請從現在開始，量力而為地練習下面幾章介紹的動作。

此外，日常生活完全沒有行動不便的問題，但碰到需要用到髖關節很多的場合，比如說體育競賽，就會覺得髖關節怪怪的。這代表髖關節的功能不足以應付高強度的運動比賽。這樣的人，建議你還是先給醫生診斷，針對自己比較弱的地方，想辦法把自己的髖鍛鍊起來。

髖功能評估

然後，改善髖關節的第一步，就是這一章所說的：先檢查髖關節周圍的肌肉，想辦法把它們的柔軟度調整至一致。那好，就讓我們透過評估，來檢測一下自己髖關節的狀態。

評估髖關節功能是否正常

評估這個詞，已經在書中出現無數次。但在這裡，我們還是要好好地講解一下。

髖關節的評估，分成「屈曲．伸展」與「旋轉」兩大項目。做評估的時候，都會利用到椅子。首先，請站在椅子前面，一隻腳大步往後踩，腿拉到最遠（①）。接著往下蹲，前腳膝蓋彎曲，大、小腿呈90度，請注意，這時膝蓋不會超過腳趾頭。後腳確定鼠蹊部完全拉開後，就可以把膝蓋輕輕放下。這時腳尖踩地、腳跟是立起的。如果能順利擺出這樣的姿勢，代表你雙腿的柔軟度要做到最起碼的前後分腿是沒問題的。

髖功能評估「屈曲·伸展」

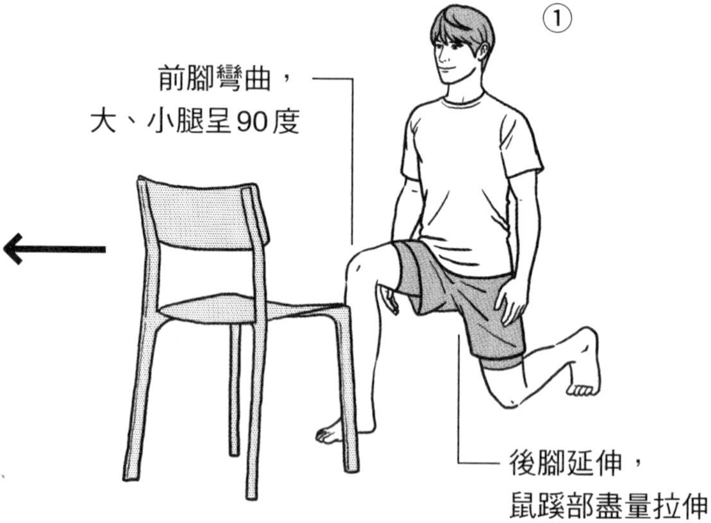
①
前腳彎曲，
大、小腿呈90度
後腳延伸，
鼠蹊部盡量拉伸

接著測試髖「屈曲、伸展」的能力。請嘗試一口氣站起來：重心轉移至前腳，後腳順勢抬起，筆直地往前跨（②）。這個動作主要在確認髖關節伸直時是否還可以出力。最後，把跨出去的腳踩在椅子的座面上（③）。這是為了測試髖關節是否可以確實彎曲。

至於髖「旋轉」的評估，前面的動作都跟「屈曲．伸展」一樣，只是站起來的時候，後腳的大腿要從根部往外旋轉開來，然後再往前跨（②）。此時身體的重心會因為

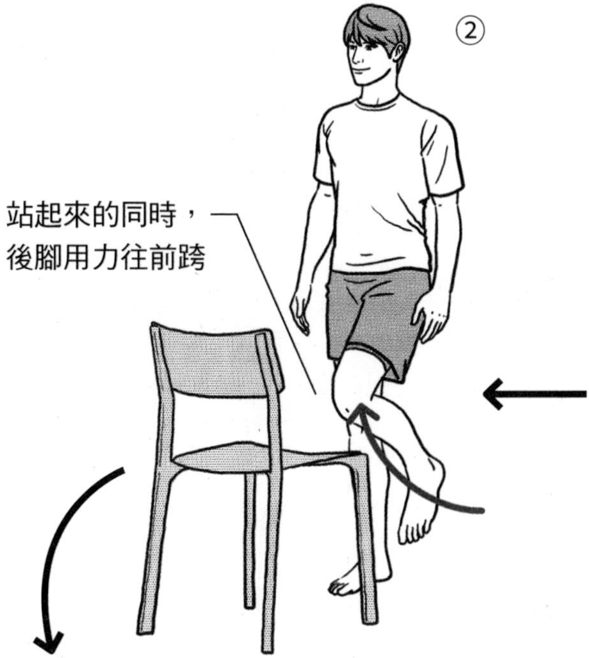
②
站起來的同時，
後腳用力往前跨

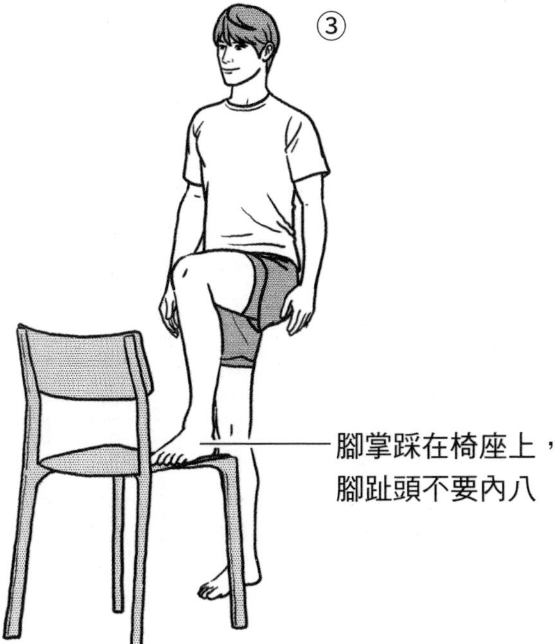
③
腳掌踩在椅座上，
腳趾頭不要內八

髖功能評估 「旋轉」

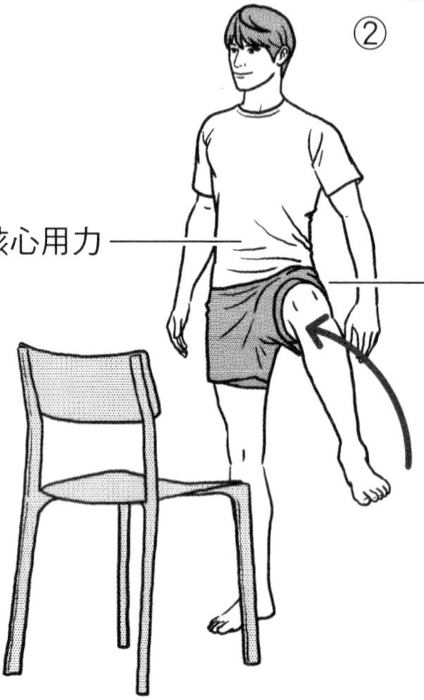
②
感覺核心用力
站起來的同時，大腿從根部往外旋開

大腿外旋而偏向外側，若想穩定上半身，內核心肌群必須啟動，否則身體會劇烈搖晃，不抓東西的話就會跌倒，腳掌更無法順利踩踏到椅子上。

換句話說，這個評估的目的是測試你的核心肌群是否有力，是否能正常啟動。

以上的評估，每項、每邊請各做3次。如果能連續、流暢地做完3次，代表你的髖關節沒什麼問題，基本上是健康的。如果是平常有在運動的人，請至少各做上5次。此外，左右邊都做，可以讓你去觀察自己的身體有沒有不平均。意外的是，左右邊不一樣的人還挺多的。做得比較好的那邊可能是你的慣用邊，反映了你平常使用身體的習慣。

髖關節的狀態不佳，這種事有可能發生在任何人身上。像我以前就曾跑步跑到一半，突然髖關節受傷，停跑、休養了好一陣子。那時我每次做評估都覺得自己一邊的髖怪怪的，蹲下後就很難站起來。

髖關節開始退化，不外乎幾個原因。首先，請檢查肌肉的柔軟度是否平衡。如果不平衡的話，就要進行調整，否則其他髖關節的訓練都沒辦法做。支撐髖關節的肌肉有很多，到底是哪一塊出了問題，把它找出來是第一要務。

改善大肌肉的柔軟度

只要骨頭的位置稍微有點偏離，髖關節就無法正常運作。有23塊肌肉參與髖關節的運作，若其中一塊太硬或太軟，就有可能影響骨頭的位置。

要鉅細靡遺、逐一檢查23塊肌肉是不可能的事。不過，我們可以從大腿後肌、股四頭肌、臀大肌、內收肌群、外展肌群，這五大肌肉的柔軟度開始檢查起。大腿後肌或內收肌群是複數肌肉的統稱（▼參照P．26）。它們在與髖關節有關的肌肉中，體積算大的，影響也最大。相形之下，臀大肌雖然只有一塊肌肉，體積卻也不小，同時它也是外展肌群的一部分。這點在第1章也有提到過：臀大肌分為上下兩部分，上半部主要與髖外展功能有關，下半部則負責髖的內收。

接著，就讓我們一一來檢測這五大肌肉的「被動柔軟度」與「主動柔軟度」。訓練

柔軟度檢測

的方式會隨哪一種柔軟度的不足而有所改變。如果是被動柔軟度不足，那就意味著肌肉纖維天生不夠長，這時就做靜態伸展，想辦法把它拉長。相反地，若是被動柔軟度沒問題，但主動柔軟度不夠的話，那就是肌肉的柔軟度無法在活動中確實發揮，這時便要多做肌力訓練來改善。

檢測大腿後肌

首先從大腿後肌開始檢測。檢測大腿後肌的被動柔軟度，步驟如下：臉朝上仰躺，一隻腳屈膝踩地，一隻腳向上舉起、伸直，兩手抱住伸直腳的膝蓋後側（或大腿後側），嘗試把它往胸口的方向拉。如果可以拉到跟地板垂直、小於90度的話，代表大腿後肌的被動柔軟度沒有問題。

大腿後肌　被動柔軟度檢測

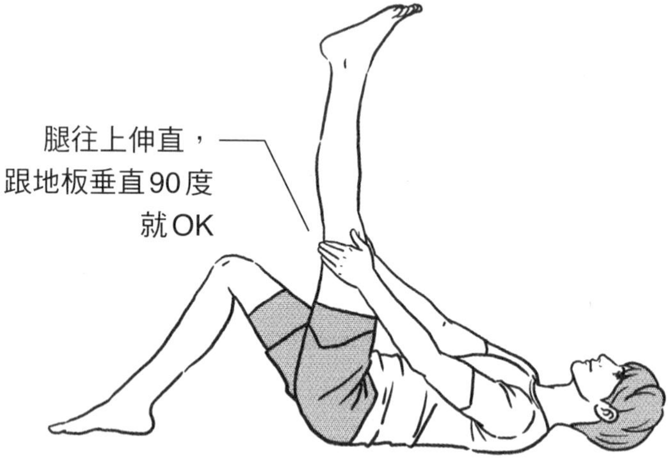
腿往上伸直，
跟地板垂直90度
就OK

大腿後肌　主動柔軟度檢測

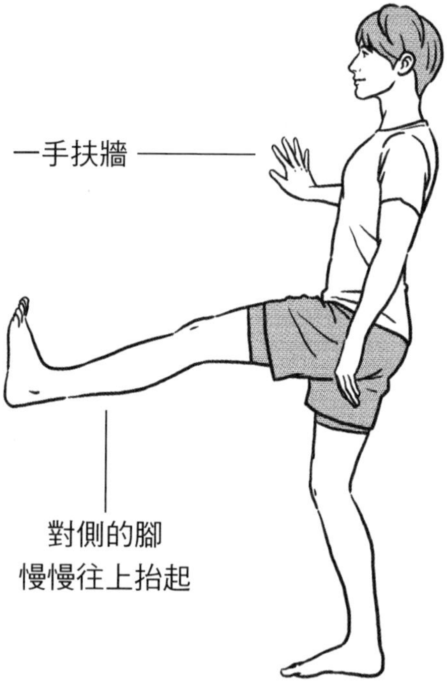
一手扶牆
對側的腳
慢慢往上抬起

如果沒辦法拉到90度，且膝蓋怎樣都打不直的話，那便是被動柔軟度不夠。再者，如果左右腳差別很大的話，髖關節很可能早晚會出問題。

檢測大腿後肌的主動柔軟度，步驟如下：站在牆的旁邊，一手扶牆（或是抓著椅背也可以）。站好後，腹肌和大腿前側的股四頭肌用力，一邊吐氣，一邊把離牆較遠的那隻腳抬起來。請從大腿根部抬起，且膝蓋伸直。這時，你的腳可以抬得多高？

如果腳可以抬高到跟在地板做的被動柔軟度檢測一樣的話，代表大腿後肌的主動柔軟度沒有問題。但如果沒辦法做到像被動伸展那樣——讓腳舉高與上半身垂直的話，代表你股四頭肌的收縮力是不夠的，無法與大腿後肌產生連動，一起把腿抬起來。

被動柔軟度不足的話，可藉由靜態伸展，想辦法把大腿後側的肌肉拉長。其實，剛剛躺在地板做的被動柔軟度檢測，做的便是大腿後側的肌肉伸展。請維持這個姿勢30秒，每天做上4～5回合。三個月後，你的被動柔軟度將會改善許多。

大腿後肌　主動柔軟度鍛鍊

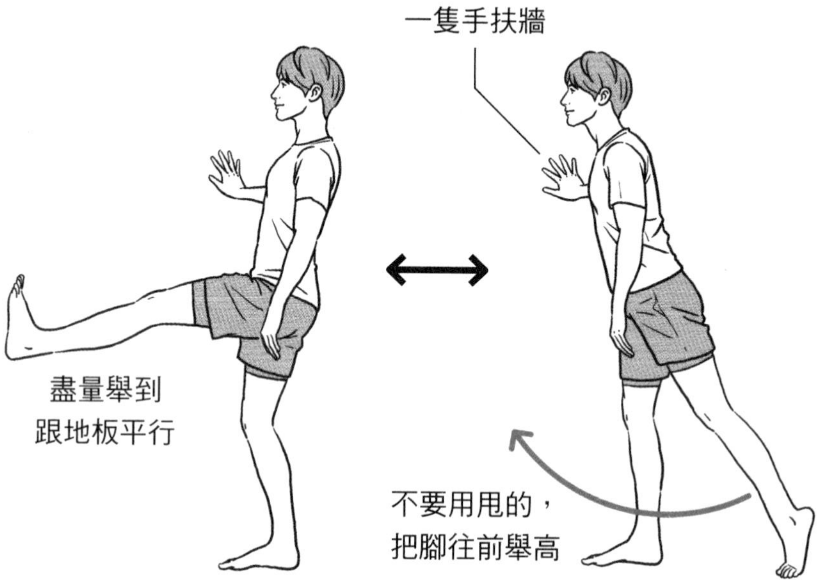
一隻手扶牆
盡量舉到
跟地板平行
不要用甩的，
把腳往前舉高

至於改善主動柔軟度，請做以下的肌肉訓練。站在牆的旁邊，一手扶牆，身體重心放在靠牆的那隻腳上。另一隻腳稍微往後踩，腳尖踮起。一邊吐氣，一邊把後面那隻腳從根部往前拖回來，慢慢舉高。停留幾秒後，再回到原本的位置上。如此重複5～10次。

過程中，股四頭肌要收縮用力，盡量把腳舉到跟地板平行。而且，把腿往後踩、往前舉的時候，千萬不要用甩的，而要用核心出力。

檢測股四頭肌

接著輪到股四頭肌。大腿後肌是大腿後側的肌肉，股四頭肌則正好相反，是大腿前側的肌肉。這兩塊肌肉的尺寸都很大，對髖關節的影響也特別大。

當二者不協調的時候，大腿骨的位置很容易跑掉。比如說，股四頭肌太硬、大腿後肌太軟，會導致大腿骨向前偏移。反之，股四頭肌太軟，大腿後肌太硬，則會讓大腿骨後移。

如何檢測股四頭肌的被動柔軟度？請站在牆的旁邊，一手扶牆，離牆較近的那隻腳站穩，另一隻腳膝蓋彎曲，小腿往後折，手往後抓住這隻腳的腳背。一邊吐氣，一邊出力把腳往後拉，盡量讓腳跟接近屁股。過程中，保持身體中立，不前傾，鼠蹊部確實拉伸開來。這時，往後拉的腳的膝蓋會來到怎樣的位置？是否比站著那隻腳的膝蓋還要後面？

股四頭肌　被動柔軟度檢測

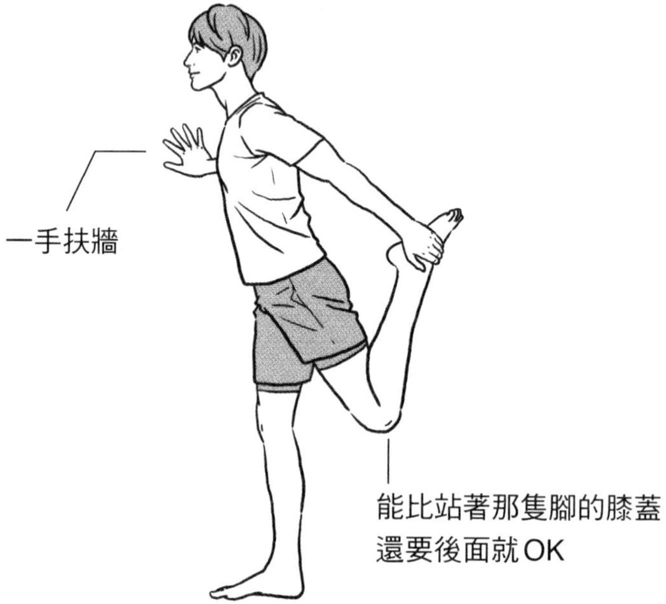
一手扶牆
能比站著那隻腳的膝蓋
還要後面就OK

股四頭肌　主動柔軟度檢測

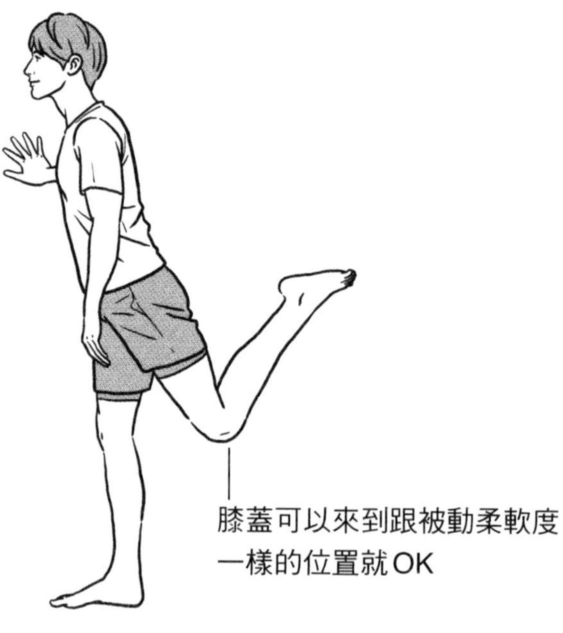
膝蓋可以來到跟被動柔軟度
一樣的位置就OK

股四頭肌　主動柔軟度鍛鍊

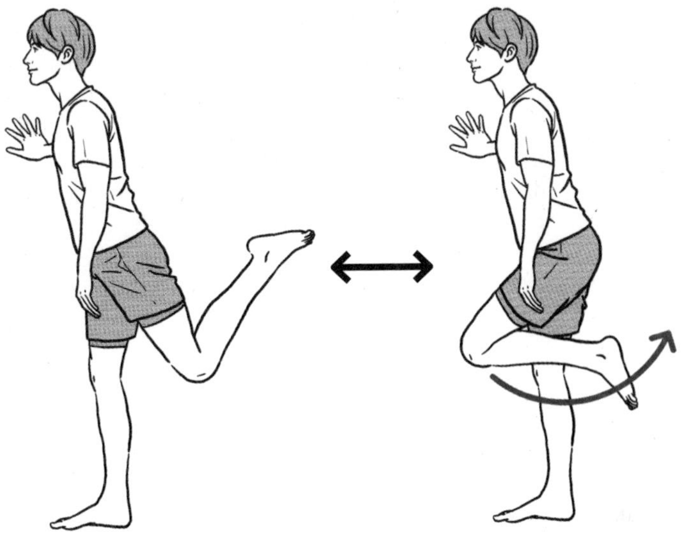

慢慢把彎曲的膝蓋
往後抬高

至於主動柔軟度的檢測，前面都跟被動柔軟度的一樣。只是，這次手不能幫忙，只能靠腿發力，想辦法把彎曲的膝蓋往後抬高。如果膝蓋能來到跟做被動柔軟度檢測時差不多的位置，那就沒有問題。否則便意味著股四頭肌不夠柔軟，無法帶動臀部肌群、大腿後肌收縮，使腿順利往後彎折。

若是被動柔軟度不足，那就多做股四頭肌或髂腰肌的靜態伸展，想辦法把肌肉纖維拉長。剛剛的被動柔軟度檢測，其實就是股四頭肌的靜態伸展。請維持腳跟拉近臀部的姿勢約30秒的時間，兩邊輪流各做3～4次，算是一個回合。每天做上幾個回合，便可強化股四頭肌的被動柔軟度。至於主動柔軟度的鍛鍊如下：一手扶牆，靠牆的那隻腳站穩，另一隻腳膝蓋彎曲，小腿往後踢。一邊吐氣，一邊把屈膝的那隻腳往後抬高。全程保持膝蓋彎曲，抬到最高後回到原來的位置。如此重複5～10次。記住，做的時候身體不可前傾，鼠蹊部要確實拉開。

檢測臀大肌

接著，是臀大肌的檢測。臀大肌是支撐髖關節的重要角色。人類是直立兩足行走的動物，想要走得好、走得遠，臀大肌必須啟動，努力工作。比方說，走完許多路的隔天，腰部以下的肌肉會特別緊繃、僵硬，這便是臀大肌被確實使用的證明。

由於身體使用的慣性，臀大肌左右不平均的人還挺多的。這種人長距離走路或跑步之後，單邊的臀大肌會特別緊張，痠痛都在同一邊。

如何檢測臀大肌的主動柔軟度？首先請輕鬆盤坐，背打直。兩手從下方穿過一隻腳的腳踝到膝蓋處，把小腿抱起來。一邊吐氣，一邊把小腿往身體的方向拉。注意，過程中，背要挺直，不可駝背。若是被抱著的小腿能與地板平行，甚至與身體平行的話，就代表被動柔軟度沒有問題。

至於主動柔軟度，請站起來做測試。站在椅子旁邊，一手扶好椅背，重心移到離椅子較近的那隻腳上。另一隻腳從大腿根部抬起，膝蓋彎曲，把大腿往外轉開，小腿打横抬高至與地板平行。如果可以的話，試著不扶椅子做看看。

明明檢測被動柔軟度的時候，小腿可與地板平行，怎麼現在就不行了？這意味著被動柔軟度沒問題，但主動柔軟度不足。

臀大肌的被動柔軟度不足，可以靠靜態伸展把肌肉延展開來。前面檢測被動柔軟度所做的，正是臀大肌的靜態伸展。就從維持這個姿勢30秒開始做起吧！

臀大肌　被動柔軟度檢測

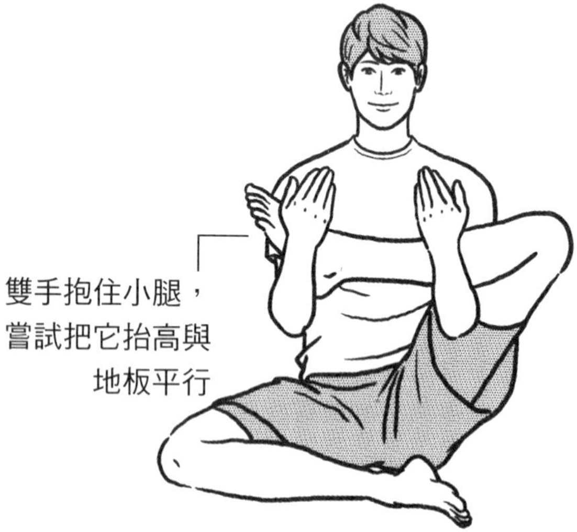
雙手抱住小腿，
嘗試把它抬高與
地板平行

臀大肌　主動柔軟度檢測

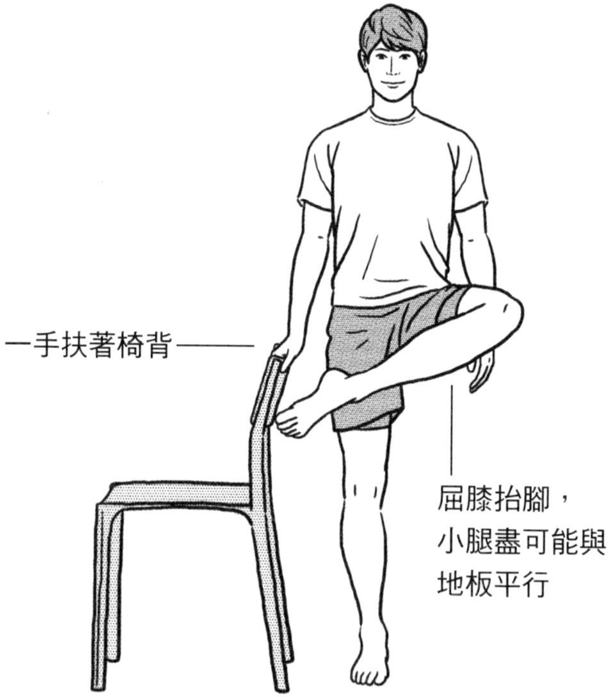
一手扶著椅背
屈膝抬腳，
小腿盡可能與
地板平行

臀大肌的靜態伸展有各種變化動作，可以上網搜尋找你喜歡的練習來做。比如說，前面介紹的盤坐、把小腿打橫抱進來的臀大肌伸展，可以改成一條腿往後延伸，一條腿彎曲打橫在胸前，或是坐在椅子上做也行。

至於臀大肌的主動柔軟度不足，可以做動態的肌肉訓練來補強。方法如下：站在椅子旁邊，一手扶著椅背。離椅子較遠的那隻腳往後踩一小步，腳尖點地後，往前抬起膝蓋。一邊抬膝，一邊把大腿往外轉開，小腿打橫抬起。怎麼來，怎麼去，小腿抬到最高的位置後，回到一開始的動作。如此重複5～10次。記住，做的時候大腿內側肌肉要收緊，才可帶動臀部肌肉延展開來，達到訓練的效果。

此外，大腿後肌與臀大肌都是身體背面的大肌肉，如果兩者都很僵硬的話，會讓大腿骨往前偏移的情況更加嚴重，這點請務必小心。

臀大肌　靜態伸展的變化式

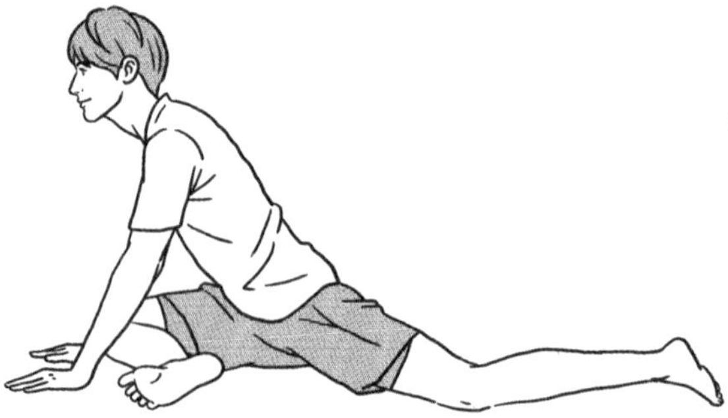

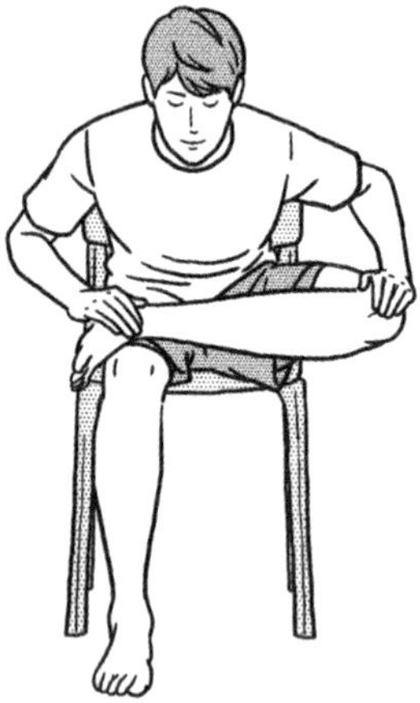

臀大肌　主動柔軟度鍛鍊

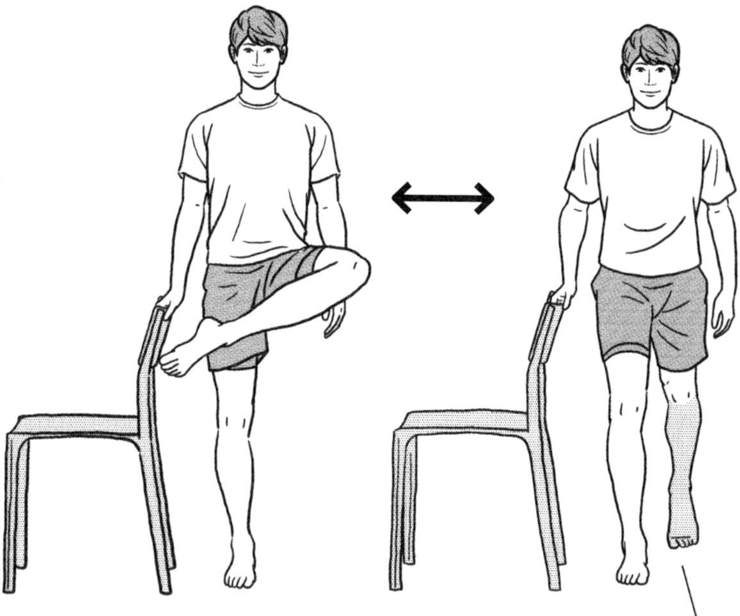

屈膝抬腳，大腿往外轉開，
小腿平舉抬高

腳往後踩一小步

檢測內收肌群

在這之前，我們已經把大腿後肌、股四頭肌和臀大肌這些大塊又有力的肌肉檢查完了。剩下的是內收肌群與外展肌群。這兩大肌群，負責支援髖關節的內收與外展，保證上半身與下半身的協調一致。雖然名聲沒有前幾塊肌肉響亮，卻是無名英雄般的存在。

姿勢不良，有O型腿或X型腿的人，或是運動量不足的人，內收肌群與外展肌群恐怕都很僵硬，就讓我們一一來整頓它們吧！職業運動員若是這兩大肌群虛弱，也會影響表現，所以也要注意。

那麼，就從內收肌群開始。內收肌群位在大腿內側，由恥骨肌、股薄肌、內收短肌、內收長肌、內收大肌所組成。這些肌肉在我們腿併攏的時候，會對髖關節的內收與內旋產生作用。

如何檢測內收肌群的被動柔軟度？方法如下：坐在地板上，兩隻腳的腳底板相對，手抓著腳，盡量讓腳跟接近身體，距離恥骨約兩個拳頭寬後放下。這時膝蓋是往兩邊

內收肌群　被動柔軟度檢測

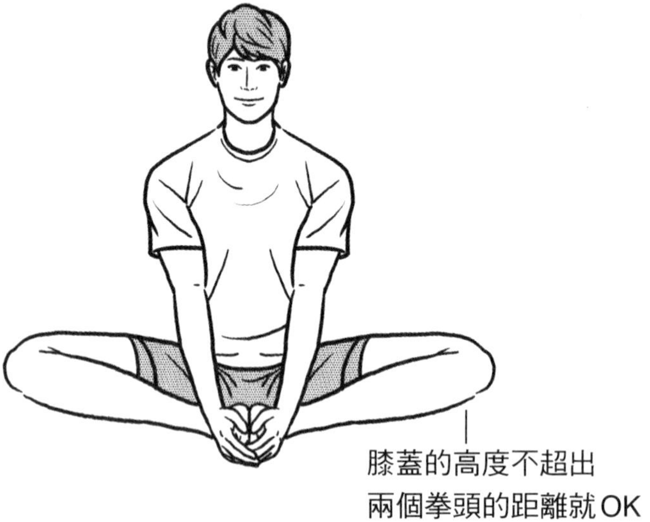
膝蓋的高度不超出
兩個拳頭的距離就OK

內收肌群　主動柔軟度檢測

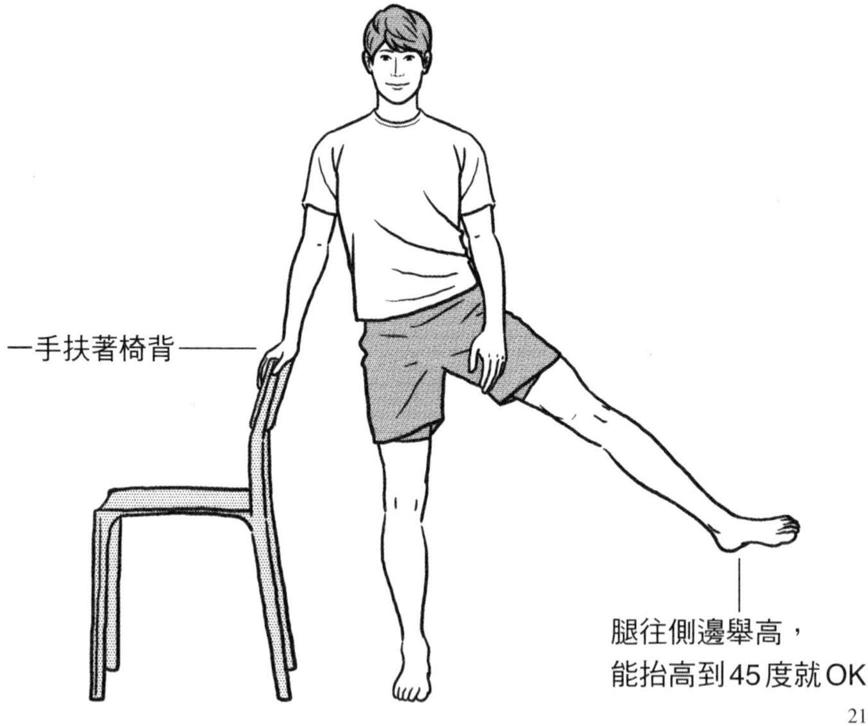
一手扶著椅背
腿往側邊舉高，
能抬高到45度就OK

打開的，檢查一下膝蓋的高度是否超出兩個拳頭的距離。

至於主動柔軟度的檢測，請站起來做。站在椅子旁邊，一手抓著椅背，腹部用力，從大腿根部，把離椅子較遠的那隻腳往側邊舉高。這時大腿內側要伸展、外側要收縮，才能把腳舉起來。如果能順利地把腳舉高到跟站立的腳呈45度，就沒有問題。不妨站在鏡子前做測試，觀察是否為了把腳舉高而讓身體往另一邊倒。過程中，腹部請用力，啟動內核心肌群。

內收肌群隨著年齡增加會越來越無力，男性的內收肌群通常都比較僵硬。內收肌群無力，不只會影響髖關節，更會引發膝痛或腰痛，這點不得不留意。

內收肌群的被動柔軟度不夠，可多做檢測時的靜態伸展動作（瑜珈的束角式）予以強化。在束角式的姿勢，嘗試用手把兩邊的膝蓋往下壓，「稍微出力，不用到痛」的程度，維持這個姿勢30秒的時間。此外，也可一隻腳往旁伸直，一隻腳往內收的方式來做。做的時候，伸直那隻腳的恥骨、鼠蹊部一帶請確實拉伸開來。

至於主動柔軟度的強化，請站在椅子旁邊，一手抓著椅背，腹部用力，把離椅子較

內收肌群　靜態伸展的變化式

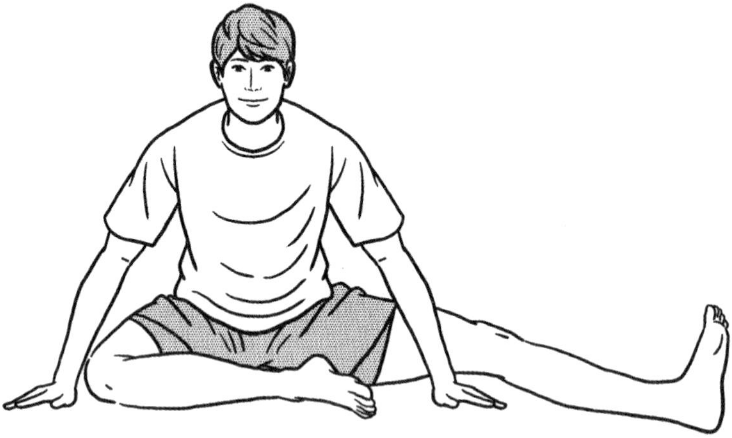

遠的那隻腳從大腿根部往側邊舉起，記住不要用甩的，把腳盡量舉高。接著把舉高的腳慢慢往下放，直到跟站立的腳交叉為止。做流動，不要停，重複5～10次。

想要進一步強化內核心肌群的選手、運動員，以及想讓上半身更穩定的人，建議你不妨利用寶特瓶來做這套訓練。前面的主動柔軟度鍛鍊，不扶椅子，改拿寶特瓶。一手握著寶特瓶，高舉過頭，其餘動作一樣。這時內核心肌群必須啟動，才能保證身體不晃，所以，這樣做還可鍛鍊到內核心肌群。

內收肌群　主動柔軟度鍛鍊

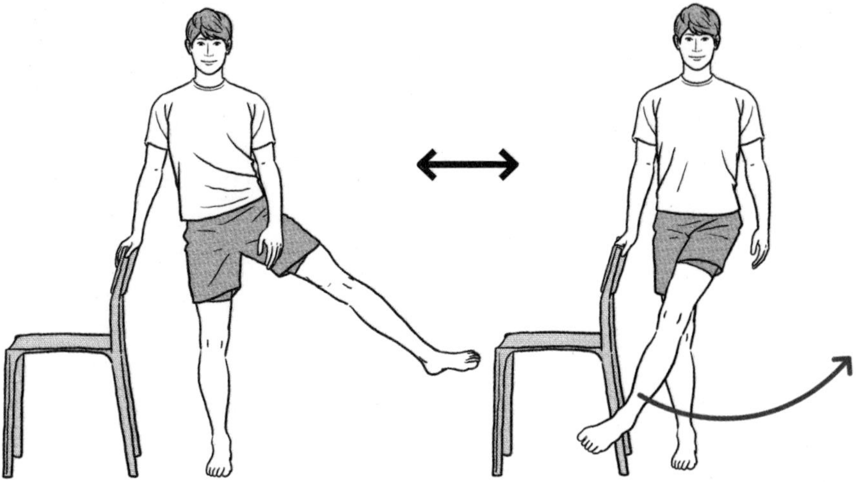

慢慢把腳
往側邊舉高

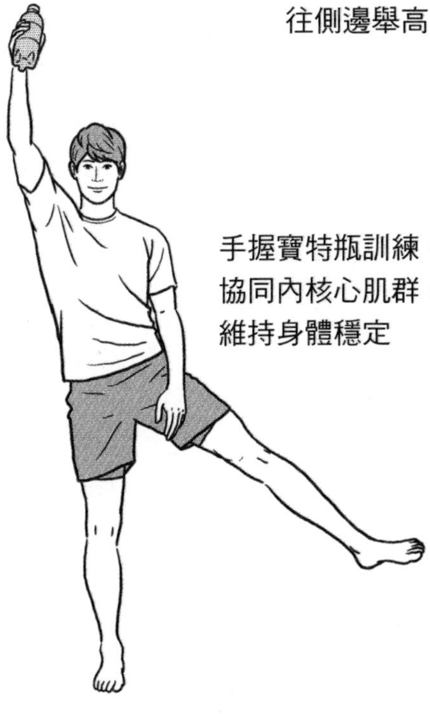

手握寶特瓶訓練，
協同內核心肌群，
維持身體穩定

檢測外展肌群

最後是外展肌群的測試。外展肌群由臀大肌、臀中肌、闊筋膜張肌、縫匠肌等所組成。以髖關節為起點，腳的外展與外旋，所謂的開髖動作，便是由外展肌群所負責。臀中肌可以拉住骨盆，避免骨盆歪斜，做單腳平衡時，可維持身體的穩定。至於闊筋膜張肌則與走路、跑步時的姿態、步幅有關。

長時間走路或跑步，會對外展肌群造成極大的負擔。尤其是像馬拉松選手的長距離跑者，這個地方的肌肉會特別僵硬、容易受傷，跑完之後，一定要好好伸展，進行保養。此外，O型腿的人其外展肌群通常也比較僵硬。

如何檢測外展肌群的被動柔軟度？方法如下：雙腳平行站立，手握毛巾兩端，把毛巾拉緊，高舉過頭。一隻腳往斜後方踩，腳尖踮起。前後腳不須對齊，不妨踩開一點，讓大腿處交叉。接著，一邊吐氣，一邊手拉毛巾，把後腳那邊的上半身盡量拉伸開來。

這是一個側彎的姿勢。你是否感覺腋下、肋骨、腰側，甚至骨盆旁的肌肉全部被拉

外展肌群　被動柔軟度檢測

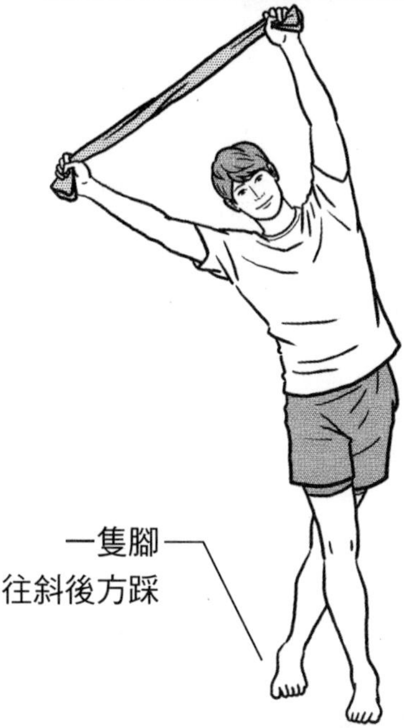
一隻腳
往斜後方踩

外展肌群　主動柔軟度檢測

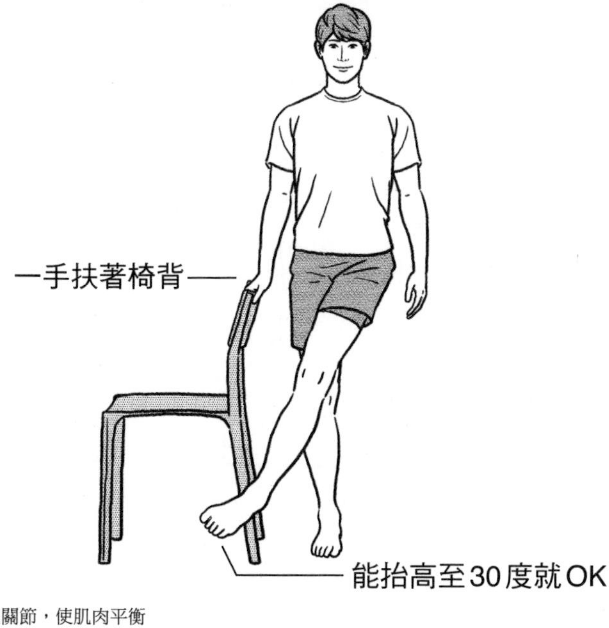
一手扶著椅背
能抬高至30度就OK

伸開來？如果上半身拉伸的感覺遠大於骨盆旁邊的肌肉，那便是外展肌群僵硬。此外，左右兩邊拉伸的感覺最好能一致，不要差太多。

接著來檢測主動柔軟度。站在椅子的旁邊，一手扶著椅背。一邊吐氣，一邊把離椅子較遠的那隻腳打直，從大腿根部朝椅子收夾進來，盡量舉高。這時兩隻腳的大腿是交叉的，請確認舉高的那隻腳是否能與支撐腳呈30度。

這個時候，請記住身體不可扭轉，胸、腹、骨盆都是面向前面。身體會晃的人，代表你不會使用核心肌群。平常走路，甚至做動作的時候，核心都沒有用力，導致上半身很不穩定。

若是被動柔軟度不夠，可靠靜態伸展把外展肌群拉長開來。前面測試被動柔軟度做的，便是外展肌群的靜態伸展，請維持這個姿勢約30秒的時間。此外，也可仰躺來做外展肌群的靜態伸展。臉朝上仰躺，用毛巾套住一隻腳的腳掌，把毛巾交到反側的手上，手抓緊毛巾，嘗試把套住的腳往上拉，停留30秒的時間。過程中，膝蓋要打直，腿不可彎曲，當腳被往上拉的時候，肩膀不可跟著浮起，上半身要確實躺好，同時試

外展肌群　靜態伸展的變化式

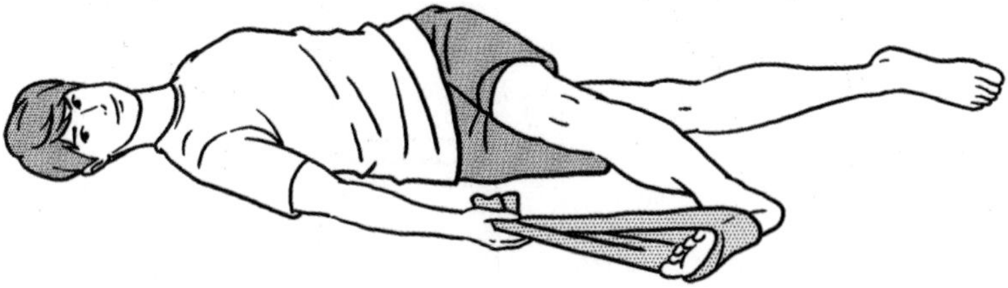

用毛巾套住腳掌，
把腳往上拉起

試看被毛巾套著的腳可否碰觸到地板。

至於主動柔軟度的強化，方法如下：站在椅子旁邊，一手扶著椅背。離椅子較遠的那隻腳伸直，先往外側打開，腳尖著地後，隨著吐氣，慢慢把打開的腳從大腿根部往內側收夾進來，抬到最高後，回到原來的位置。全程做流動，不要停。如此重複5～10次進行訓練。

外展肌群　主動柔軟度鍛鍊

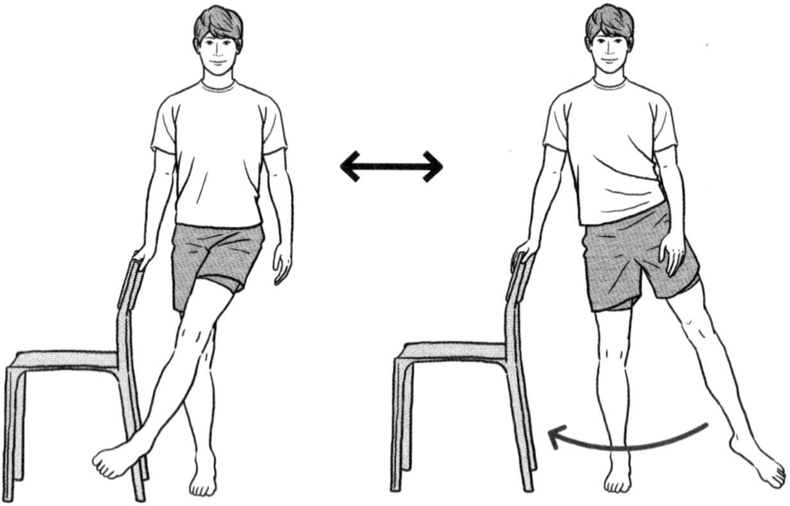

手握寶特瓶訓練，
協同內核心肌群，
維持身體穩定

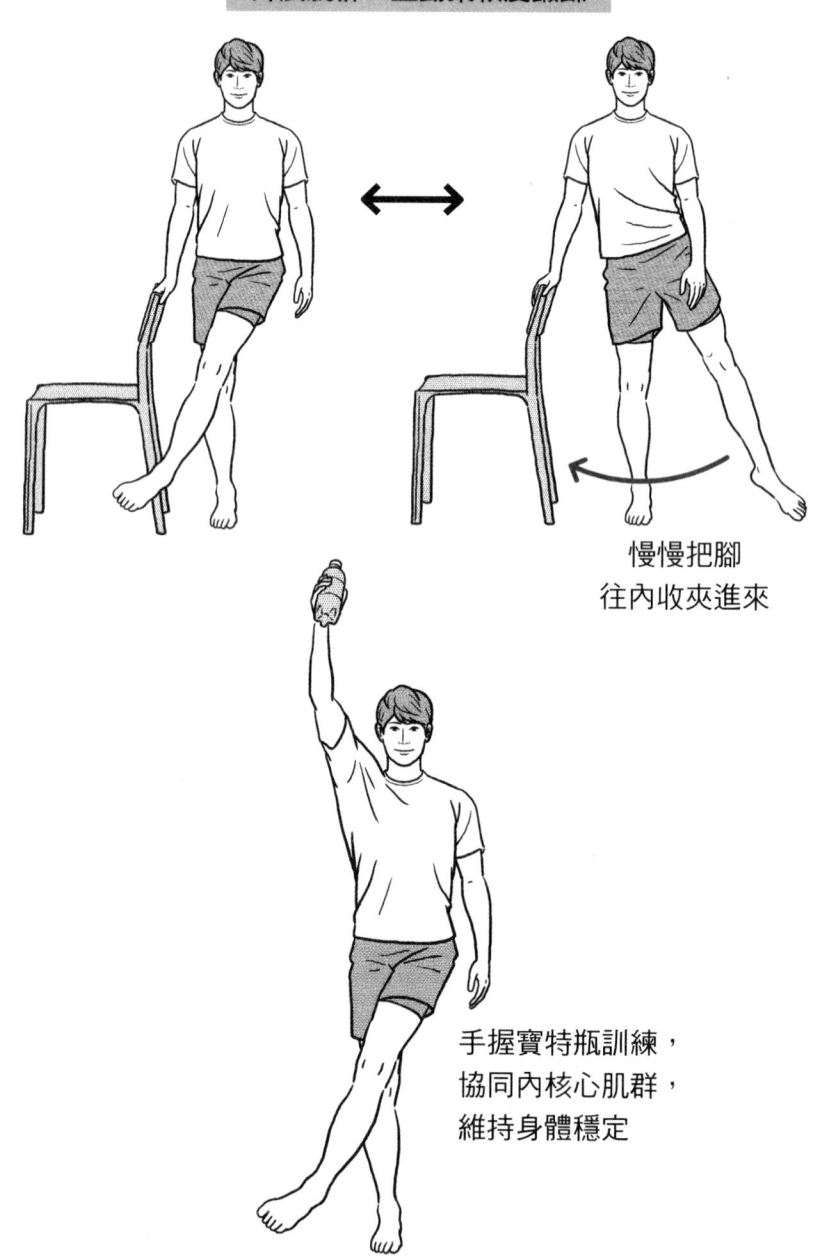

若想同時鍛鍊到內核心肌群，可以改做手握寶特瓶，高舉向天花板的版本。這時沒有椅子可扶，想讓身體穩定，必須啟動核心，內核心肌群也要一起工作才行。

發現自己身體的問題

在這一章，我們針對大腿後肌、股四頭肌、臀大肌、內收肌群、外展肌群這五大肌群，逐一介紹了測試其被動柔軟度與主動柔軟度的方法。

容我再強調一次，與髖關節有關的肌肉，不管是哪一塊過於僵硬，都有可能讓骨頭的位置跑掉，引發髖關節功能不全。我在擔任私人教練的時候，用的也是同樣的方法，引導學員發現自己的問題，從而進行改善。想要鎖定有問題的肌肉，必須經過如此複雜的程序，不知你是否了解了？

我長年在報章雜誌、電視、網路等媒體發表與健身有關的情報，每一次要講些什麼都讓我很糾結。怎麼說呢？健身這回事，存在著很大的「個別差異性」，每個人適合的伸展或重訓都不一樣，偏偏媒體播出的時間或雜誌篇幅有限，通常給我的題目是：「請針對○○部位，介紹兩套伸展動作。」

訓練的菜單或者說課程的規劃，必須看哪塊肌肉、出了哪些問題，滾動式地進行調整。沒有那種只做幾個動作就能解決一切問題的萬靈丹。有時候，搞不好某人做了之後情況反而更嚴重。

即便如此，我還是絞盡了腦汁去猜想：如果是這家媒體的話，受眾大概是哪些人？這樣的訓練是否適合他們？想辦法提供能滿足大部分人的安全方案。

另一方面，本書花了很大篇幅介紹了找出問題肌肉的方法。可能有人會覺得「這也太麻煩了」。但我這樣做，是為了讓你認識自己的身體，親身體驗靠自己的努力找回健康的過程。所以，請按部就班、一步步地探索下去。

下一章，我將介紹如何將髖關節的可動區域調整到適當的狀態。隨著年齡增長，或許有些人會覺得髖越來越緊、越來越僵硬。就讓我們盡量利用動態伸展，慢慢加大髖關節的活動範圍。

第5章

擴大髖關節的可動區域

放鬆小肌肉的緊張

在這一章中，我們會讓髖關節的可動區域恢復到適當的狀態。所謂的「適當的可動區域」到底是指什麼樣的狀態呢？

我用手指的動作來試著說明。我們知道當彎曲食指時，第二關節可以彎曲到90度。這個關節是擅長彎曲、伸直，也就是屈曲與伸展動作的關節。

如果在彎曲的過程中發現卡住或感到不適，就必須進行前一章提到的「調整柔軟度平衡」的步驟。透過伸展恢復肌肉的柔軟度之後，接著就是讓該關節活動起來。請試著反覆彎曲、伸直食指的關節。透過不斷地反覆動作，手指會變得越來越靈活。髖關節也一樣，透過不斷地反覆活動，動作會變得越來越流暢。而原本髖關節可動區域較小的人隨著動作越來越順暢，可活動範圍也會越來越擴大。

鬆髖練習

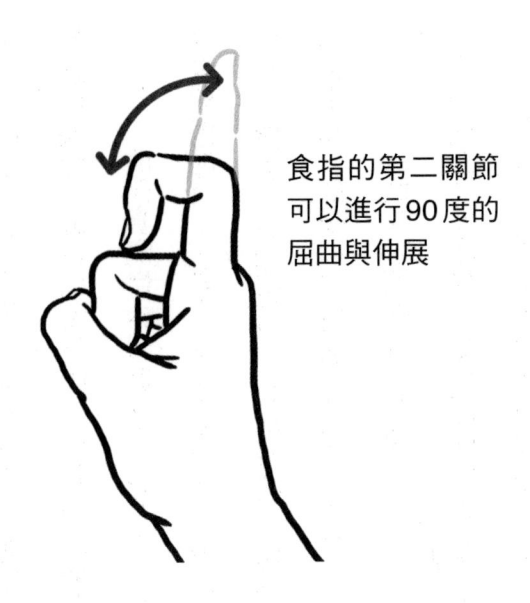

食指的第二關節
可以進行90度的
屈曲與伸展

換言之，可動區域處於適當的狀態，是指可活動的範圍充足，動作流暢而且自然。要想達到這樣的狀態，可以進行本章所介紹的動態伸展訓練。

搖動雙腿

在開始進行動態伸展，幫助髖關節恢復適當的可活動範圍之前，我們先來進行「鬆髖練習」（Mobilization）。與髖關節相關連的肌肉多達23條，而鬆髖練習的目的在放鬆其中處於深層的小肌群。請回想第

1章介紹過的「外旋肌群」。這些肌肉負責髖關節的旋轉，我們將透過鬆髖練習來放鬆這些小肌群。

靜態伸展是拉長肌肉達到伸展的效果，而鬆髖練習則是一種「放鬆」的概念。像抖腿一樣用微小的晃動來活動關節。髖關節周圍的深層小肌群得到了放鬆，在之後進行動態伸展時，就可以讓大肌肉活動得更加順暢。

為了能夠實際體會鬆髖練習的效果，我們先做一個簡易的評估。只要臉朝上平躺，全身放鬆即可。有左右髖關節周圍有被拉扯的感覺嗎？左邊和右邊的感覺有什麼不一樣嗎？雙腳向外倒時有碰到地板嗎？此外，如果髖關節周圍的肌肉處於緊繃狀態，腰部會拱起。感受一下目前的狀態，並記住這個感覺。

接著我們來實際進行鬆髖練習。坐在地板上，雙手撐在身體後方，雙腿往前伸直，上半身放鬆。雙腿從大腿根部向內、向外來回搖動，持續約30秒。

接下來彎曲一邊的膝蓋向側邊打開，只有另一條腿向前伸直並向內、向外來回搖動，持續約30秒。然後左右腿交換，進行同樣的動作。

簡易的評估

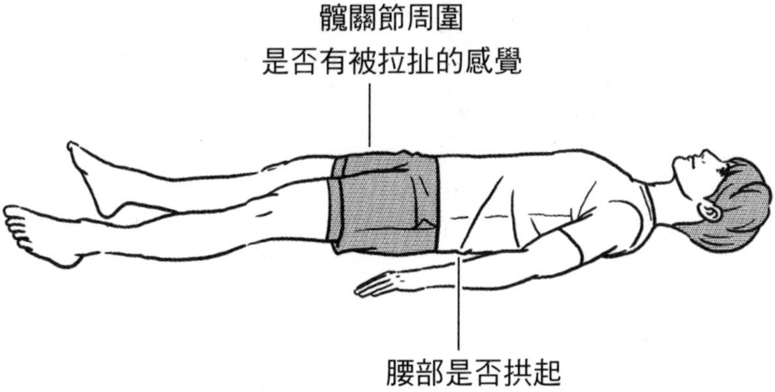
髖關節周圍
是否有被拉扯的感覺
腰部是否拱起

鬆髖練習

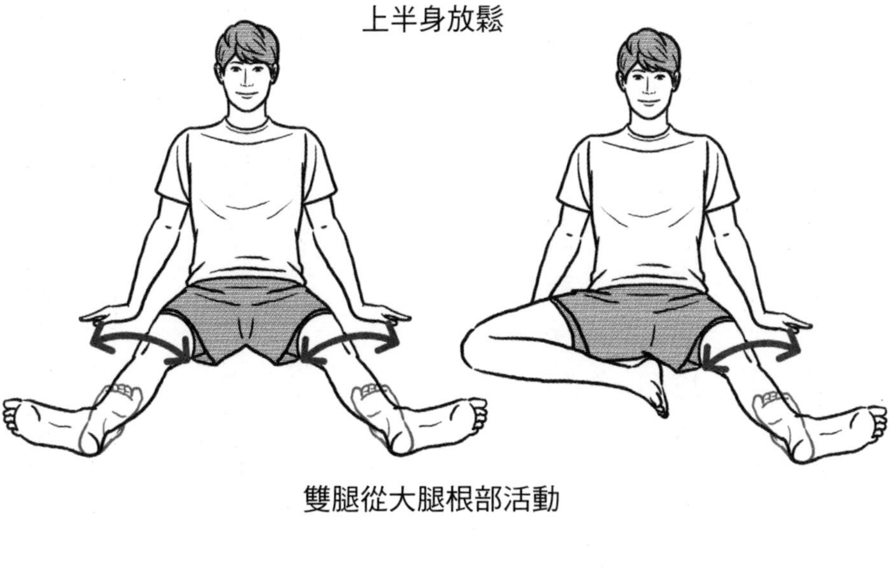
上半身放鬆
雙腿從大腿根部活動

重點是盡量在放鬆的狀態下進行。像是在自己家裡邊看電視邊做那樣，腹部也要保持放鬆。進行單腳的鬆髖練習時，由於彎曲腳那側的骨盆被固定住，所以另一側的髖關節可以更有效地活動。

然後再次平躺下來試試。如果髖關節周圍不再有被拉扯的感覺，腰部也不再拱起，那就是最佳狀態。作為參考，若腰部的曲線與地板之間只能勉強容得下一隻手掌的高度，這樣就算是有好好放鬆了。

運動員在運動後進行

鬆髖練習可以有效放鬆僵硬的小肌群。就好比繩結綁得死緊的時候，透過細微地搓揉可以讓它鬆開一樣。鬆髖練習也是類似的原理。

這一章，在進行動態伸展以恢復髖關節的正常功能之前，我們先進行了鬆髖練習來達到暖身的效果。而另一方面，運動員也會進行鬆髖練習來作為運動後的恢復保養，因為它能放鬆由於過度使用而變得緊繃的肌肉。在睡前進行鬆髖練習也能幫助入睡，

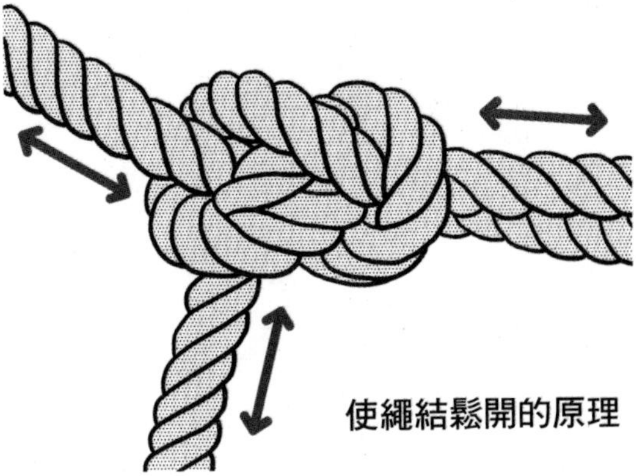

使繩結鬆開的原理

恢復疲勞。

此外，以運動員來說，鬆髖練習原則上不是自己進行，而是由教練握住腿部幫忙左右搖動。因為在進行鬆髖練習時最好盡可能全身放鬆，一旦靠自己主動搖動雙腿，就會不自覺地出力了。因此，即使是自己進行鬆髖練習時，也要好像是有人在幫忙搖動的那種狀態來進行，這樣會更有效果。

透過動態伸展讓動作更流暢

那麼，接下來就開始進行動態伸展，幫助髖關節旋轉的可活動範圍恢復正常。

這個動態伸展的練習動作叫做「膝部交叉轉體」（Knee Crossover）。這個練習分為四個階段。髖關節不舒服或是已經出現功能障礙的人，一下子就大幅度地活動是危險的，所以請循序漸進，慢慢地增加活動的範圍。一開始的階段動作幅度較小，活動會在比較狹小的範圍內進行。

如果到下一個階段時出現不適，請退回到前一個階段。最要緊的是要確認自己目前能夠做到哪個程度，並且循序漸進地練習。隨著反覆練習，自然就能進入下一個階段。

再者，當駕輕就熟之後，啟動內核心肌群一起協調發力來保持上半身的穩定，也是關鍵的要點。

膝部交叉轉體

膝部交叉轉體〈第1階段〉

那麼，以下先介紹膝部交叉轉體的第1階段。

坐在地板上，上半身放鬆，雙手撐在身體後方。雙膝立起，雙腳向左右打開。慢慢地將雙膝同時倒向同一邊，然後再回到中央。接著慢慢將雙膝一起倒向另一邊，然後再回到中央，如此反覆進行。如果兩個膝蓋會碰在一起，就把雙腳再稍微打開一些。目標是來回進行約20～30次。

在第1階段設定的活動範圍會比較小。當雙膝倒向自己的右側時，左小腿與地板大約呈45度就足夠了。如果這個動作能順利完成，就可以進入第2階段。

膝部交叉轉體　第1階段

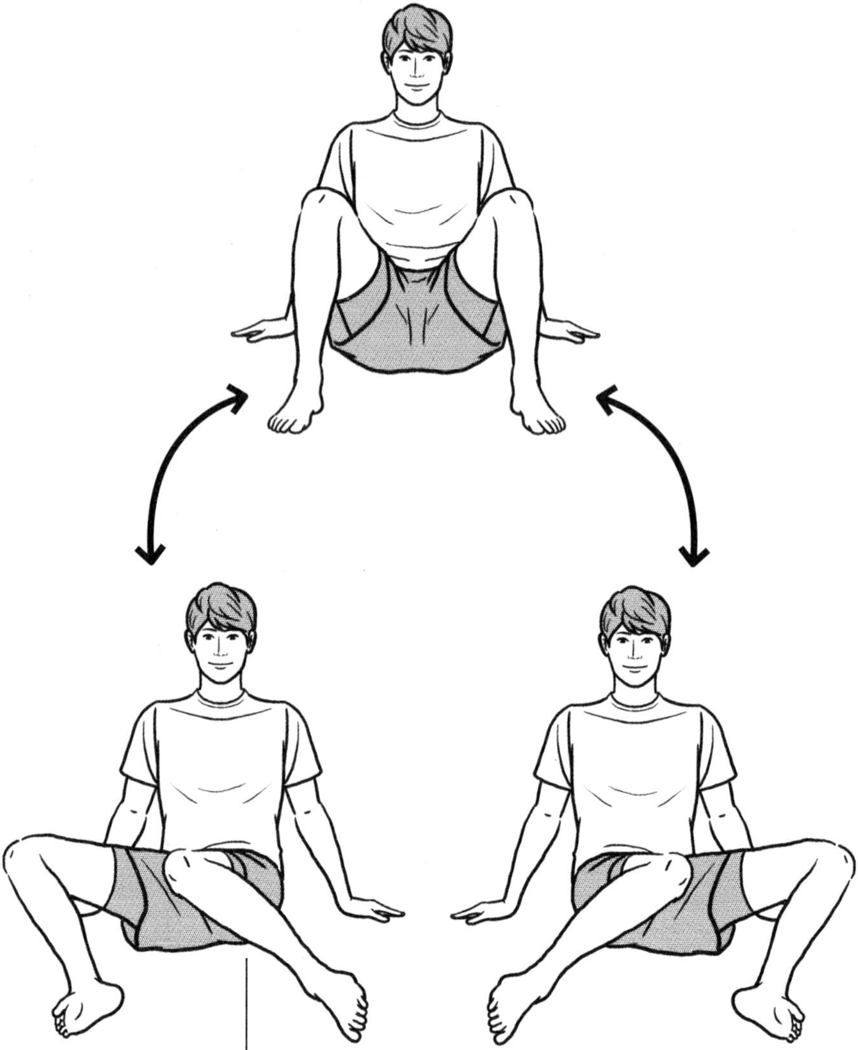

左小腿與地板大約呈45度

膝部交叉轉體〈第2階段〉

膝部交叉轉體的第2階段，原則上動作與第1階段相同，只是雙膝要再倒得更多一些。到底要倒到什麼程度呢？差不多是膝蓋幾乎快要碰到地板的高度就停止。此時當膝蓋倒向一邊時，另一邊的臀部會稍微離開地面。

試著加大活動範圍時感覺如何？當腿倒向一側時，是否會感覺髖關節卡卡的？如果有這樣的情形，建議先退回到第1階段，不要勉強。另外，請注意膝蓋等部位是否會無意間「啪」地一聲直接倒地，這有可能是因為支撐髖關節的肌力不足所造成。

如果第2階段可以輕鬆完成，接下來就可以進入第3階段。

膝部交叉轉體〈第3階段〉

在第3階段，雙膝要倒得更深。這次要試試讓膝蓋倒到碰到地板為止。

膝部交叉轉體　第2階段

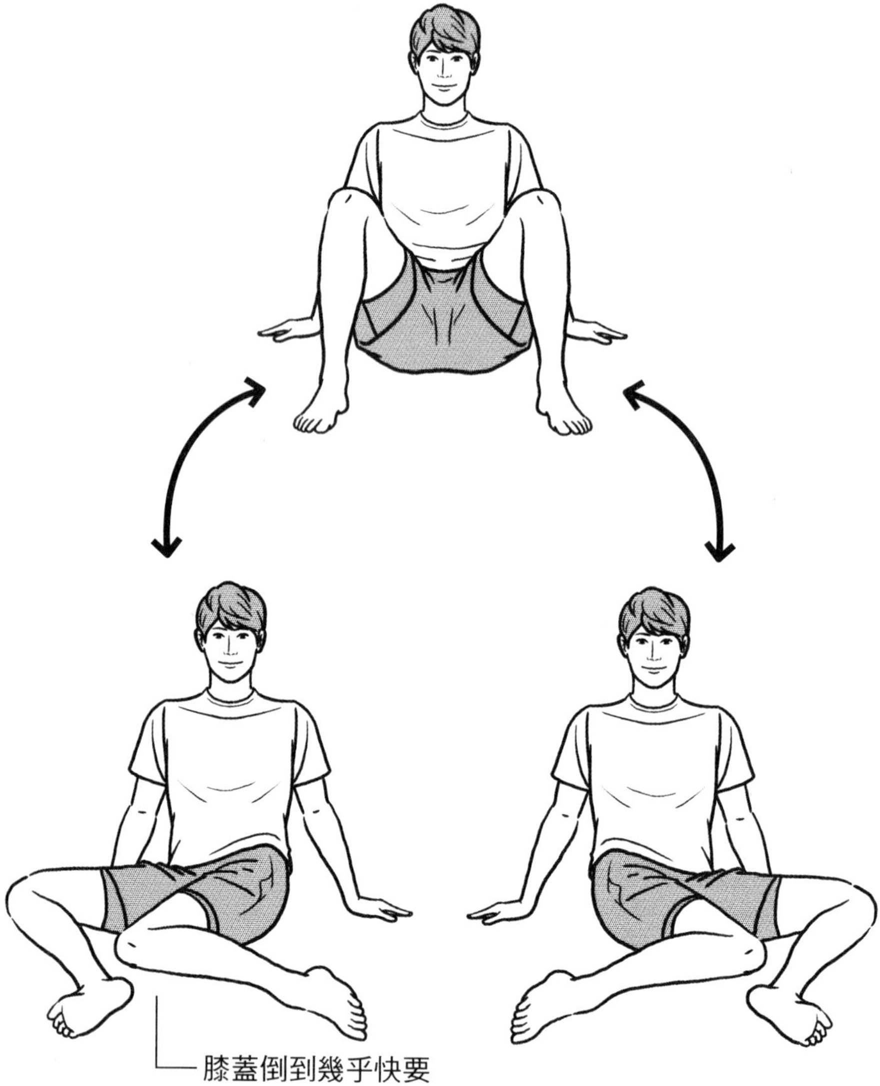

當膝蓋往側邊倒時，如果對側的臀部沒有離開地面，就沒有辦法倒得那麼深。請微微收緊肋骨，將背部打直。另外，這個動作的支點是「薦骨」。薦骨的底部剛好就位在臀縫上緣的位置，這個部位會接觸到地板。如果薦骨碰到地板會覺得痛，練習時可以在下方鋪一條毛巾。

膝部交叉轉體〈第4階段〉

如果可以順利完成第3階段的動作，就可以挑戰第4階段。在第4階段，腿的活動範圍與第3階段相同，改變的是手的位置。手不再放在後方支撐，而是把雙手放在身體前方相互交疊。這麼做會讓雙手不能支撐上半身的重量，進而加大體幹的負荷。換句話說，「內核心肌群」必須配合腿部的動作一起協調發力。

在嘗試第4階段的動作時，如果感覺上半身難以保持穩定，可以先不要將雙手交疊在一起，稍微把手掌錯開，這樣會比較容易保持平衡，難度也比較低。在這個狀態下反覆練習，等到逐漸適應核心與動作的協調後，再慢慢將雙手靠近、交疊在一起。

膝部交叉轉體　第3階段

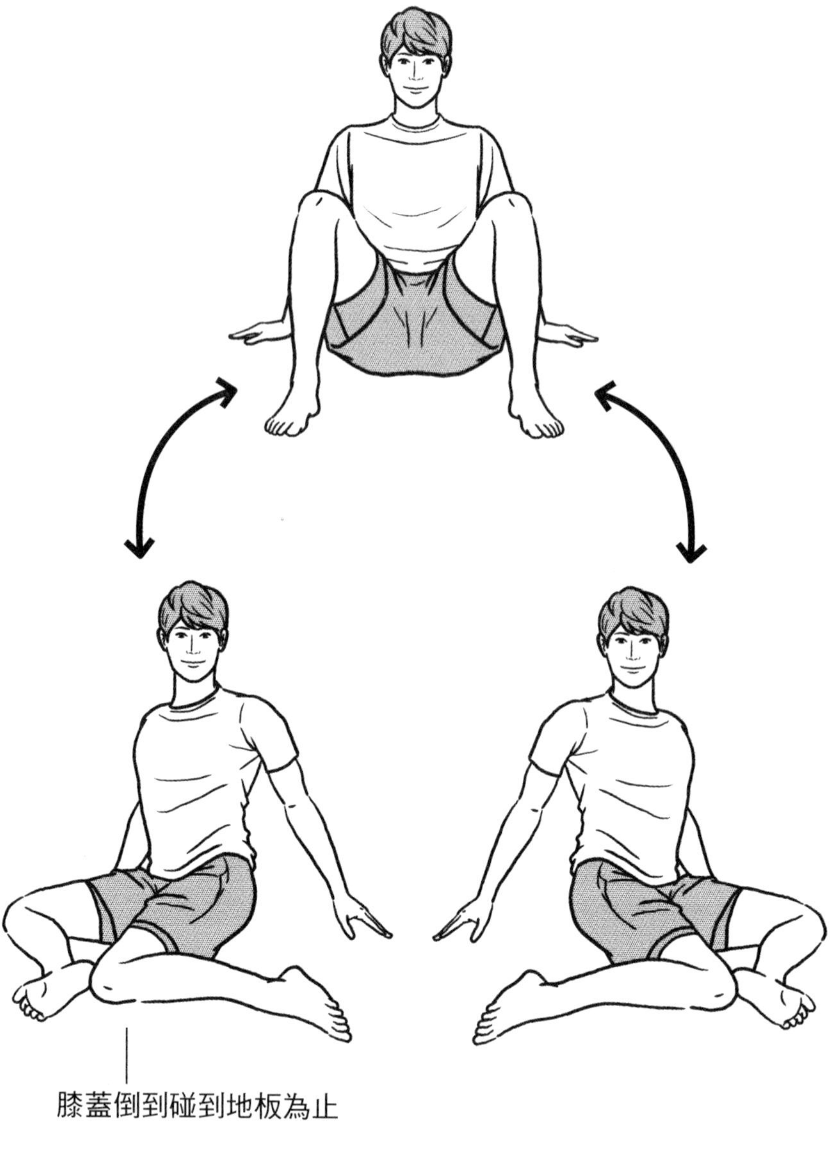

膝部交叉轉體　第4階段

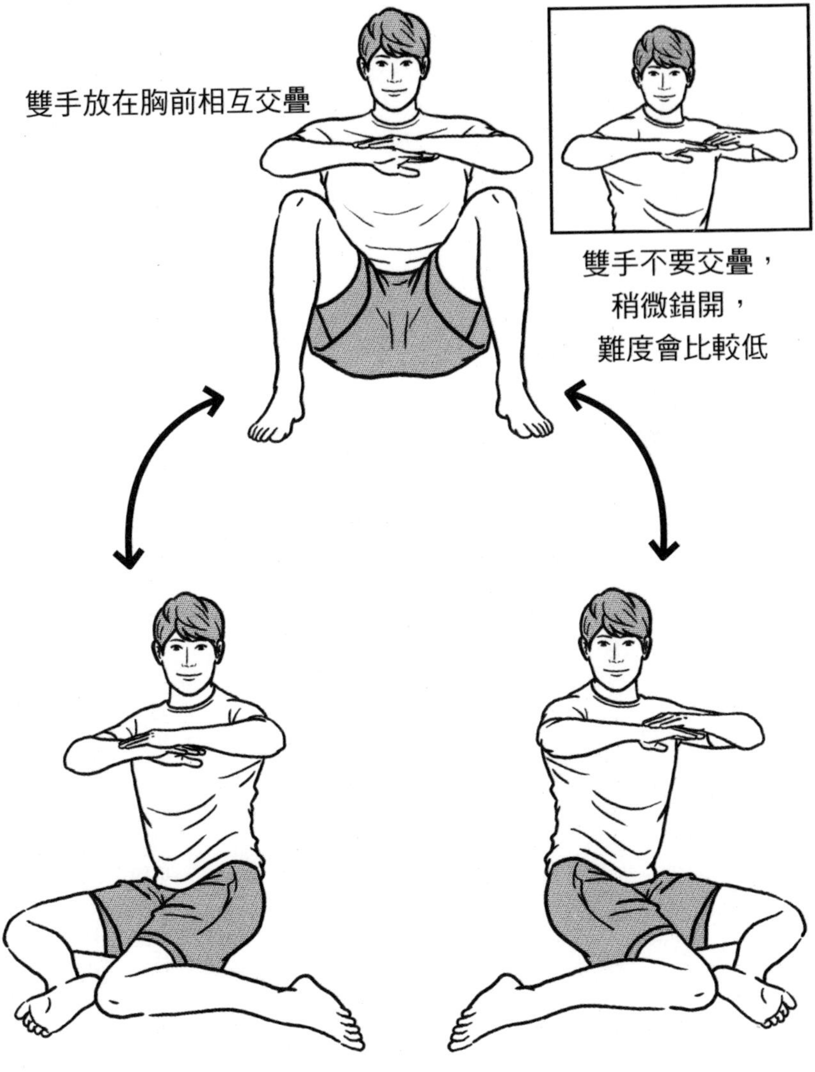
雙手放在胸前相互交疊
雙手不要交疊，
稍微錯開，
難度會比較低

到第3階段為止，雙手都放在後方支撐，所以體幹承受的重量有限。雖然在第4階段體幹承受的重量一下子大幅增加，但基本上日常生活中的動作也都是這樣的。換言之，第4階段才是最接近日常動作的狀態。讓身體在這種狀態下記住如何與核心肌群協調運作，是有其用意的。

我自己以前在練習膝部交叉轉體的時候，也曾經感覺髖關節不舒服或卡卡的。當時我試著退回較低的階段反覆練習，結果卡卡的感覺漸漸沒了，身體也恢復到了原本的狀態。

像這樣，關節的可活動範圍並不會始終維持在一定的狀態。有時也會出現不舒服或是卡卡的感覺，以致可活動範圍變窄的情況。即便如此，只要在自己能力所及的範圍內持續地進行動態伸展，關節的活動幅度還是會逐漸增加，動作也會變得越來越順暢。

強力伸展小肌群

透過「膝部交叉轉體」的訓練，現在髖關節的活動範圍應該已經漸漸恢復到適當的狀態了。膝部交叉轉體以旋轉的動作為主，但與此同時也能使髖關節的屈曲、伸展以及內收、外展等動作變得更加順暢。

接下來，讓我們回到位於髖關節深層的小肌群。如果這些小肌群處於非常僵硬的狀態，光靠剛才的鬆髖練習來放鬆是不夠的。因此，這裡要介紹一個強力伸展小肌群，名為「髖內旋伸展」（Internal Rotation）的動作。

不過，因為髖內旋伸展的強度較高，過程中如果有任何疼痛的感覺請立刻停止，重新回到鬆髖練習的階段。

髖內旋伸展的步驟，是先坐在地板上將雙腿打開，然後一隻腳的腳跟拉往身體靠近

髖內旋伸展

鼠蹊部，另一隻腳則向後擺放在臀部後方，用手握住腳踝。吐氣的同時，用手將握住的腳往上方拉起，維持約30秒。接著將腳放回地板，如此重複進行5～10次。

這個動作的練習重點，是在拉腳的時候要想像「大腿是從大腿骨根部做旋轉」。腳底嘗試朝天花板的方向轉動，會更容易成功完成動作。

伸展梨狀肌

這個髖內旋伸展，對於外旋肌群之一的「梨狀肌」處於僵硬狀態的人來說，是絕不可少的伸展動作。

梨狀肌從腰椎（脊椎）橫跨骨盆，連接到大腿骨。因此，一旦梨狀肌變得僵硬，髖關節的活動範圍就會受到限制。而且，梨狀肌僵硬的人該側的髖關節會更容易出現外旋的情況。

髖內旋伸展

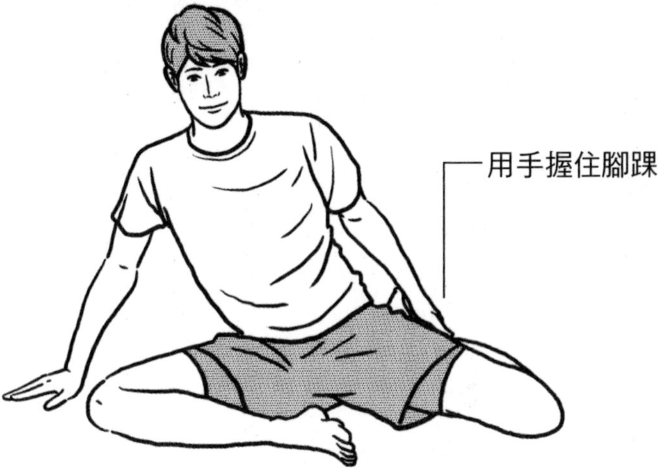

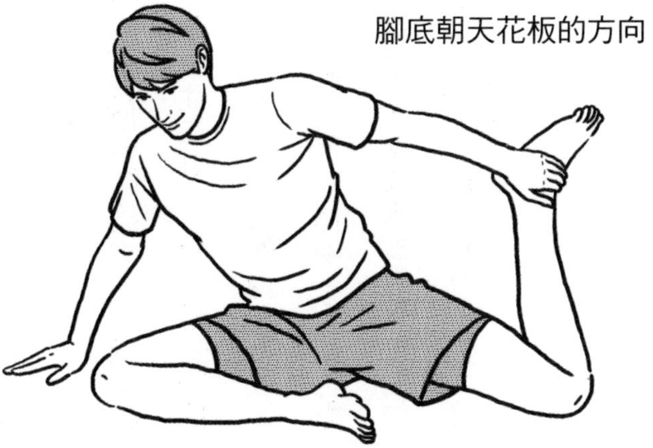

我自己左側的梨狀肌也有些僵硬，所以當筆直站立時，左側的髖關節老是容易覺得卡卡的，左腿也會稍微向外側偏轉。由於工作的關係，我經常需要示範動作給別人看，在做單腳站立的動作時，我都使用右腳。因為這樣比較容易保持平衡，動作也能做得更精確。

當梨狀肌僵硬時，腰部會覺得緊繃，甚至會感到疼痛。也有很多腰痛的人經過診斷後，發現腰痛的根本原因其實是梨狀肌僵硬所引起的「梨狀肌症候群」。特別是長時間久坐導致腰痛的人，可能就是梨狀肌變硬所造成的。請務必要認真地練習髖內旋伸展。

此外，像是長跑選手等運動員，也常常因為過度使用梨狀肌而導致僵硬，因此也需要做髖內旋伸展的動作。不過，運動員並非自己操作，而是由隊友或訓練員幫忙握住腳來完成。在學校社團活動或跑步團體等場合做這個動作時，如果有人能夠協助，做起來也會輕鬆許多。

下一章將介紹訓練髖關節「穩定力」與「驅動力」的方法。即使可活動的範圍已經恢復正常，但如果缺乏執行動作所需的肌力還是無法完成動作。而且這些必要的肌力並不是靠一般重訓就能鍛鍊得到。

此外，「穩定力」也包括減少上半身晃動所需要的，與內核心肌群一同協調運作的能力。究竟是什麼樣的訓練，就請繼續看下去。

第6章

鍛鍊髖關節

在腳步不穩的情況下活動身體

到目前為止，我們已經調整了髖關節周邊的肌肉平衡，讓活動範圍恢復到適當的狀態，並使其得以運作順暢。本章將針對髖關節的「穩定力」與「驅動力」進行鍛鍊。

雖然這個章節的標題是「鍛鍊髖關節」，但想當然耳，關節本身是無法直接鍛鍊的。更準確地說，它指的是鍛鍊可以產生髖關節動作所需要的肌力。如果不進行這類訓練，髖關節的功能很有可能會再次陷入無法正常發揮的狀態。

這類肌力並不是做一般的重量訓練就能鍛鍊的。譬如說光做深蹲就行的這種說法就是錯誤的。必須透過訓練才能讓身體記住在不同肌肉一起連動，進行一系列動作的過程中該如何發揮力量。

在擔任私人教練的實務經驗裡，我通常會先進行「穩定力」的訓練，接著再進行

穩定力訓練

「驅動力」的訓練。因為只要先培養好「穩定力」，動作就會更穩定，之後受傷的機率就會大幅降低。不過，也有一些即將參加大型比賽的運動員可能無法花太多時間分階段進行訓練。如果是這種情況，就會是穩定力訓練與驅動力訓練同時進行。

檢測內核心肌群

那麼，現在就開始進行「培養穩定力」的訓練吧！目標是讓髖關節活動時核心肌群自然地協調運作，身體維持穩定不晃動。以下會透過「穩定力訓練」（Stability Training）來讓身體學會如何運用髖關節周圍與體幹的肌群。

在此之前，請先透過評估測試來確認自己目前的穩定力量如何。建議可以使用前面介紹過的「旋轉動作」來評估，也可以用更簡單的方法，像是不靠椅子，直接在原地單腳站立，做出旋轉的動作。

當用單腳站立進行髖關節的旋轉動作時，核心肌群會啟動，同時包括小腿、大腿前側與背部等肌群也會一起協調運作，使身體保持穩定。先確認身體在動作進行中會不

簡易的評估方式

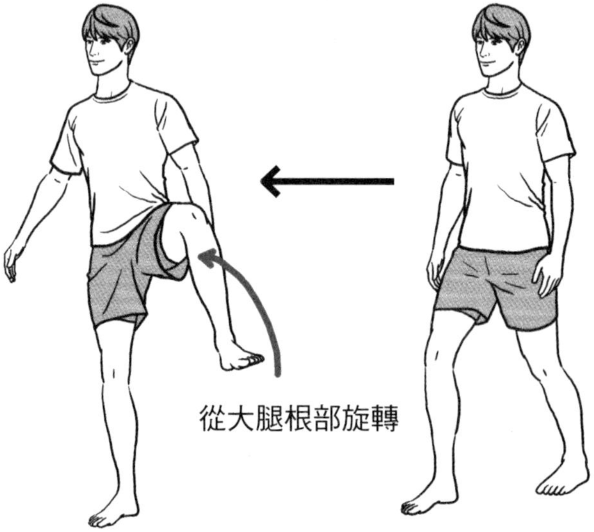

會晃動。當然，在完成訓練後也要再次進行評估，確認一下改善的情況如何。

穩定力訓練

那麼，現在來嘗試穩定力的訓練吧！這項訓練的重點是要在身體不穩定的狀況下進行。為此，我們要先準備毛巾。將一條毛巾摺好放在地板上，然後把一隻腳踩在上面站立。另一隻腳踮起腳尖。同時，準備一瓶裝有500mL～

2L的寶特瓶當作負重。也可以使用啞鈴來代替寶特瓶。

接著，與放在毛巾上的那隻腳同側的手握住寶特瓶，從肩關節處前後擺動手臂，大約5～10次。在日常生活中，像這種用單手提東西的動作也很常見。熟悉這個動作之後，下一步是把寶特瓶舉起來，手臂伸直，在頭頂做出繞圈的動作。這樣就能讓上半身處在更不穩定的狀態。

接下來，如果還想再進一步提高難度，可以將原本踮著腳尖的那隻腳完全抬高離開地面，以單腳站立的方式進行訓練。

當身體像這樣處於不穩定的狀態時，如果內核心肌群未能恰當地協調運作，上半身就會搖搖晃晃、不聽使喚。如果你發現自己怎麼做都做不來，建議回頭練習第3章介紹的「腹式呼吸法」，掌握啟動核心肌群的技巧。

穩定力訓練

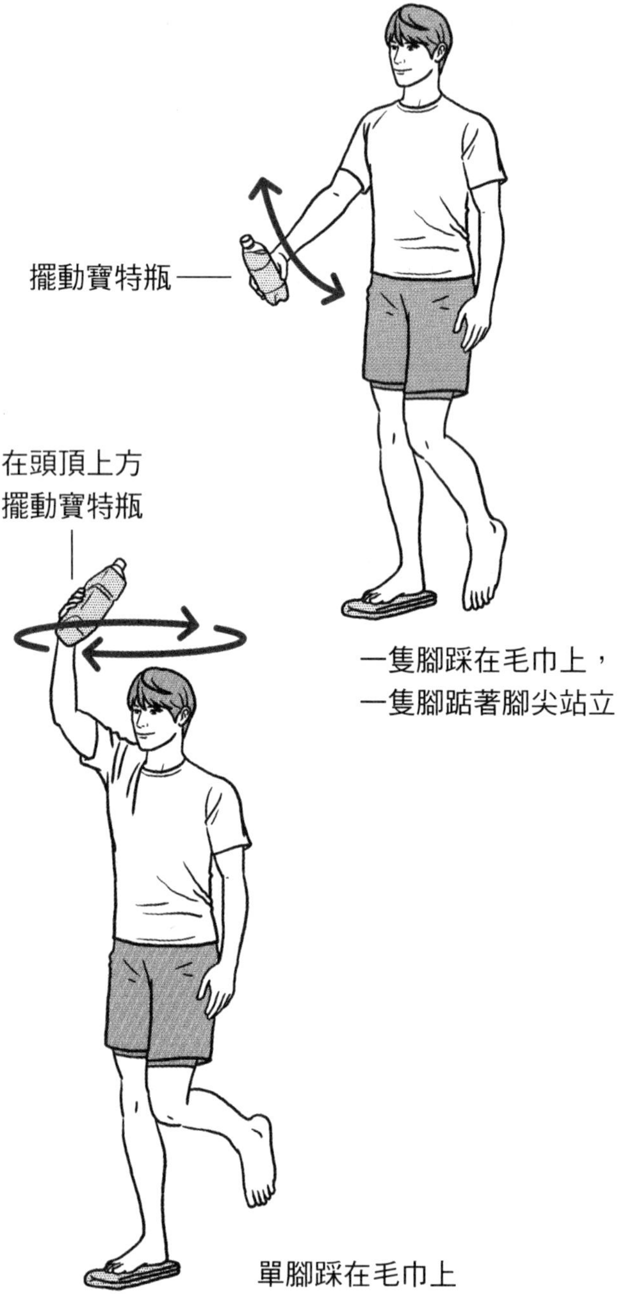
擺動寶特瓶
在頭頂上方
擺動寶特瓶
一隻腳踩在毛巾上，
一隻腳踮著腳尖站立
單腳踩在毛巾上

另外，作為負重使用的寶特瓶，可以視情況分別嘗試500mL與2L兩種容量。因為在日常生活中我們提的物品有時候是500公克左右，也有可能會提到2公斤左右。我母親就曾經說過：「好奇怪，反而是提比較輕的包包走路時髖關節會痛。」這個訓練的關鍵，就是要模擬接近日常生活或運動場合的狀況，所以有時候也可以視情況將寶特瓶橫向地左右擺動，或是斜斜地擺動。

使用半圓滾筒來訓練

剛才我們是使用毛巾來製造腳下不穩定的狀態，其實還有一種方法能讓身體變得更加搖晃不穩。請試試看健身房常見的「半圓滾筒」（Half Cut）！它是將圓柱從縱向對半剖開的半圓柱體，經常應用於訓練與伸展運動。將兩個半圓滾筒並排在地板上，平坦的那一面朝上，然後站上去試試看，身體應該會左右搖晃得很厲害，基本的做法和剛才使用毛巾的時候一樣。可以嘗試雙腳站立，也可以挑戰單腳站立的動作。

穩定力訓練　使用半圓滾筒

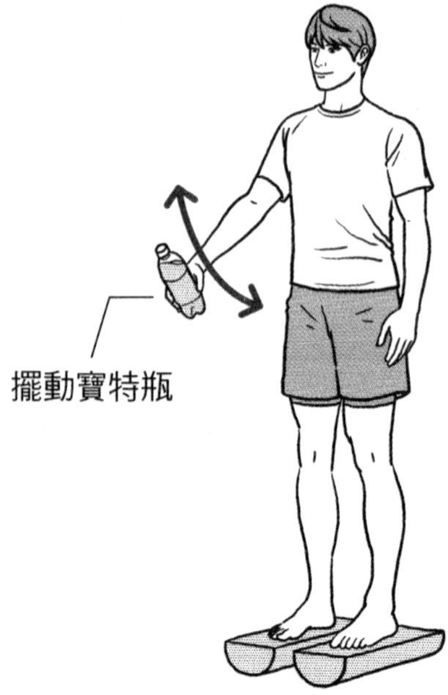

雙腳踩在半圓滾筒上

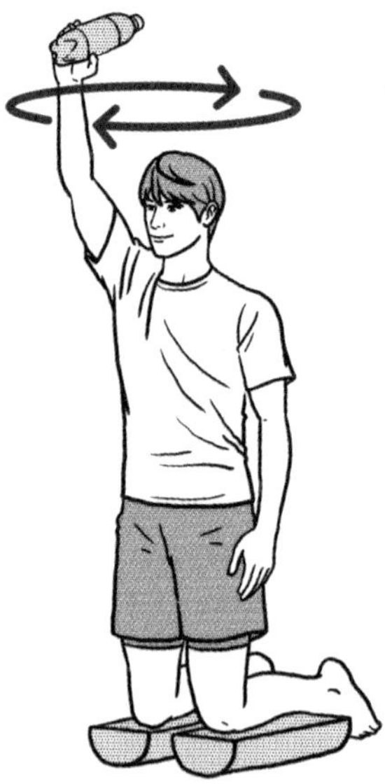

雙膝跪立

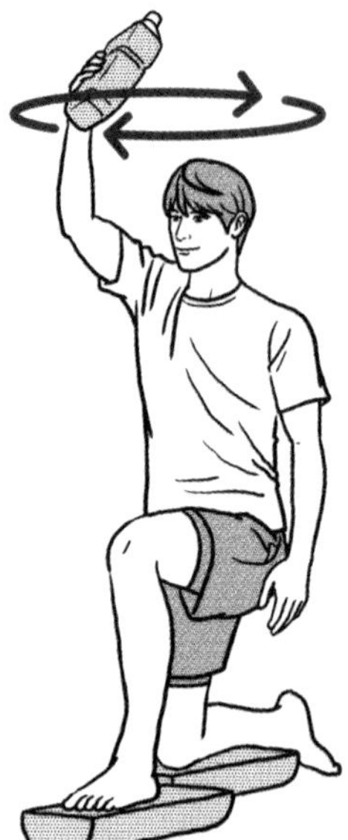

單膝跪立

接下來，試著將雙膝跪立在半圓滾筒上。這樣一來，因為不能用小腿或腳掌來保持平衡，所以就必須運用更多的內核心肌群。

如果要更進一步提升難度，可以讓一隻腳的膝蓋繼續跪立在半圓滾筒上，另一隻腳則彎曲髖關節，將膝蓋往前伸，使小腿前側與地面呈90度。這樣一來，重量會集中在單邊的髖關節，因此髖關節周圍的肌肉與核心肌群更需要相互協調運作。

像這樣透過各種姿勢進行穩定力訓練，就可以實際感受到自己正在使用小腿、大腿、臀部等下半身肌肉以及上半身的核心肌群來維持身體的穩定。訓練的訣竅就是有意識地收緊臀部肌肉。這樣一來，核心肌群之一的骨盆底肌群就會緊縮，與內收肌協同發力，減少雙腿的晃動，進而增加整體的穩定性。

透過腿部畫圓來訓練核心肌群

接下來的訓練同樣是在鍛鍊「穩定力」。與之前最大的不同是，這個動作是在平躺的狀態下進行。

這裡要進行的「腿部畫圓」（Leg Circle）動作，是在仰躺時抬起單腳或雙腳畫圓。大家可能會認為因為躺著進行，上半身的重量不會壓在髖關節上，因此負擔應該會比較輕。但其實此時髖關節要承擔的重量是抬起來的那條腿，在這種情況下要用腿來畫圓，如果沒有確實啟動核心肌群來穩定身體，是無法維持平衡的。

腿部畫圓的訓練分為第1階段至第4階段，越往上，難度越高，如果發現自己無法順利完成，請先往回退一個等級練習看看。等完全熟練、駕輕就熟後再進階挑戰下一階段。

腿部畫圓

腿部畫圓〈第1階段〉

腿部畫圓的做法是仰躺在地上，雙臂向兩側斜斜張開，手掌貼地。其中一條腿往天花板的方向抬高，另一條腿則伸直平放在地上。如果將腿伸直會感到腰部疼痛，地面的那隻腳也可以彎曲膝蓋讓腳掌踩在地上。

第1階段的動作，是將抬起來的那條腿以髖關節為軸心慢慢繞圈，用腳畫出小圓。如果髖關節感到有些不適，可以稍微降低腳的位置，這樣可以減輕髖關節的負擔。順時針、逆時針分別做個5～10次左右。當然，也要換腿進行同樣的訓練。

這個腿部畫圓的動作如果只靠插圖解說可能會比較難懂。尤其是所謂「用腳畫個小圓」，到底是怎樣的圓也說不清楚。像這種情況，只要觀看一下教學影片就比較容易理解。

在進行腿部畫圓的動作時，如果因為薦骨部位與地面摩擦而感到疼痛，請在下方墊上瑜珈墊或毛巾來減少不適。

腿部畫圓　第1階段

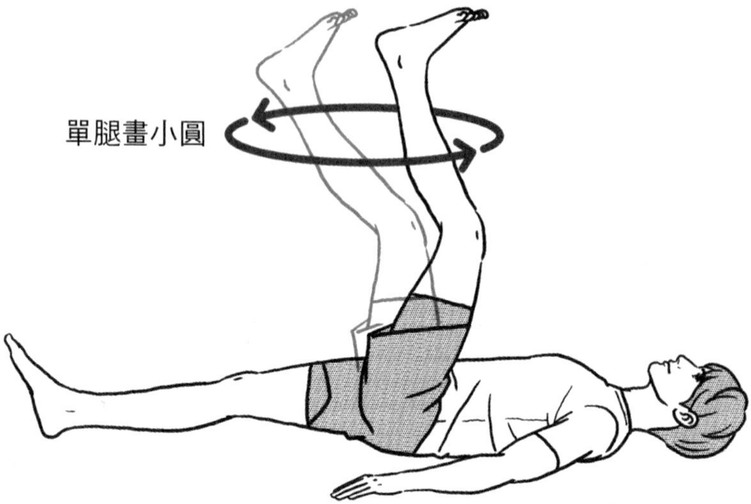

腿部畫圓　第2階段

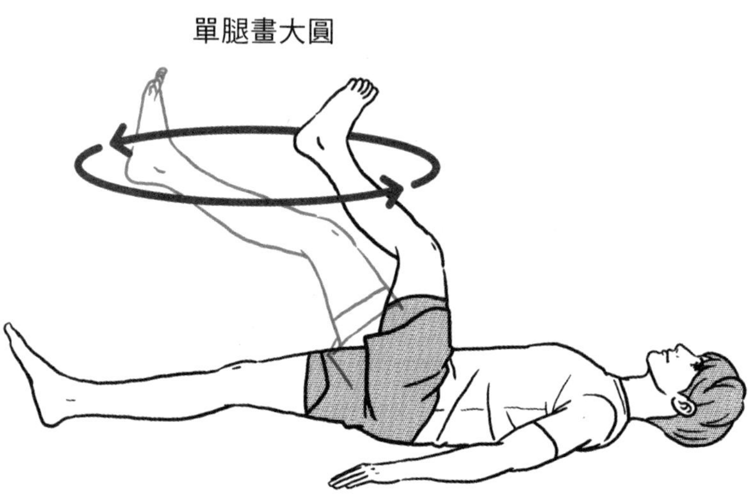

腿部畫圓〈第2階段〉

接著是腿部畫圓的第2階段。基本的動作與第1階段相同，不過這次是要用腿畫出更大的圓。當畫的圓越大時，腳就會漸漸倒向一邊，所以角度最大就控制在45度左右就可以了。

隨著腿部動作範圍變大，身體也會變得越來越不穩定。如此一來會容易導致核心肌群無法發力，腰部拱起或身體倒向一邊的情況。請務必注意繃緊腹部的力量，不要鬆懈。

只要持續進行這項訓練，核心肌群就會形成記憶，在日常生活或運動時自然啟動。這樣也可以減少重心不穩或跌倒的情況發生。

腿部畫圓　第3階段

感覺腿幾乎快要碰到地面
畫個大大的圓

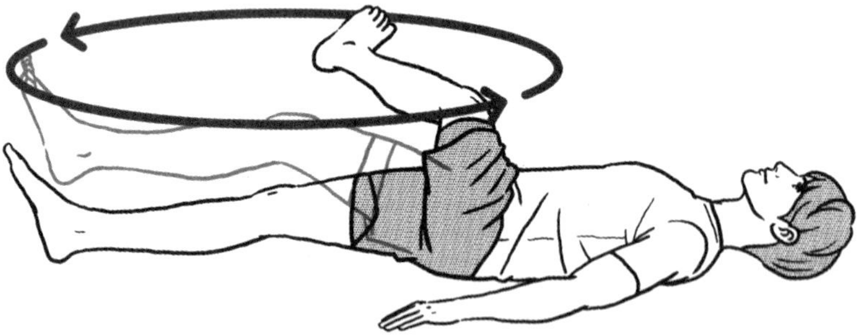

腿部畫圓　第4階段

用雙腿畫圓

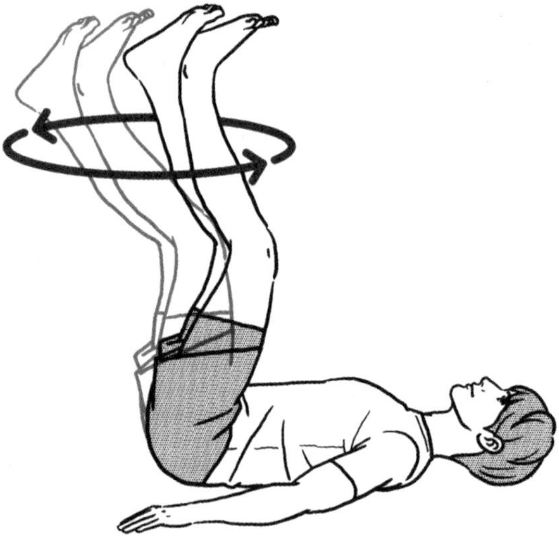

腿部畫圓〈第3階段〉

接下來是第3階段。在這個階段，腿以幾乎要貼近地面的程度畫個大大的圓。當腿繞這麼大的圈圈時，身體會容易傾向一邊，肩膀會容易離開地面，但這是錯誤的。要運用內核心肌群來穩固支撐。教學影片中也特別示範了錯誤的動作，可以作為參考。

有一種變化版的練習方式是雙手拿著寶特瓶，手臂伸直並高舉在胸前上方。這樣做會讓身體變得更不穩定。

腿部畫圓〈第4階段〉

最後是第4階段。在這個階段要雙腿一起畫圓。請試著將兩個腳踝交疊，然後慢慢地畫圓。雙腿的重量都壓在髖關節上，即使只是畫個小小的圓，也會讓身體變得相當不穩定。這時，光靠核心肌群已不足以支撐身體，外核心肌群（Outer Unit）也會一同發力來維持穩定。

在過去，長跑選手的訓練通常只進行單腳的腿部畫圓。不過，近年來為了因應厚底跑鞋的特性，外核心肌群的訓練也變得不可或缺。所以雙腿畫圓的動作就此納入。

以上是我們介紹的鍛鍊髖關節「穩定力」的訓練。接下來終於要進入「驅動力」的訓練。

鍛鍊屈曲與伸展的力量

針對髖關節「驅動力」的訓練，這裡介紹「跪姿站立訓練」（Knee Stand-up）和「分腿站立訓練」（Split Stand-up）。會以「站立」（Stand-up）來命名，是因為這兩個動作都是髖關節從屈曲變換為伸展的站立動作。

跪姿站立訓練

分腿站立訓練

跪姿站立訓練

首先介紹跪姿站立訓練。在日常生活的動作中，髖關節並不是單純地向前屈曲與伸展，許多髖關節的動作都會伴隨著球狀關節些微地旋轉而屈曲、伸展，跪姿站立訓練就是針對這類情況的發力訓練。

進行跪姿站立訓練時，請先張開雙腳坐在地板上，然後將其中一隻腳的腳跟放在恥

跪姿站立訓練

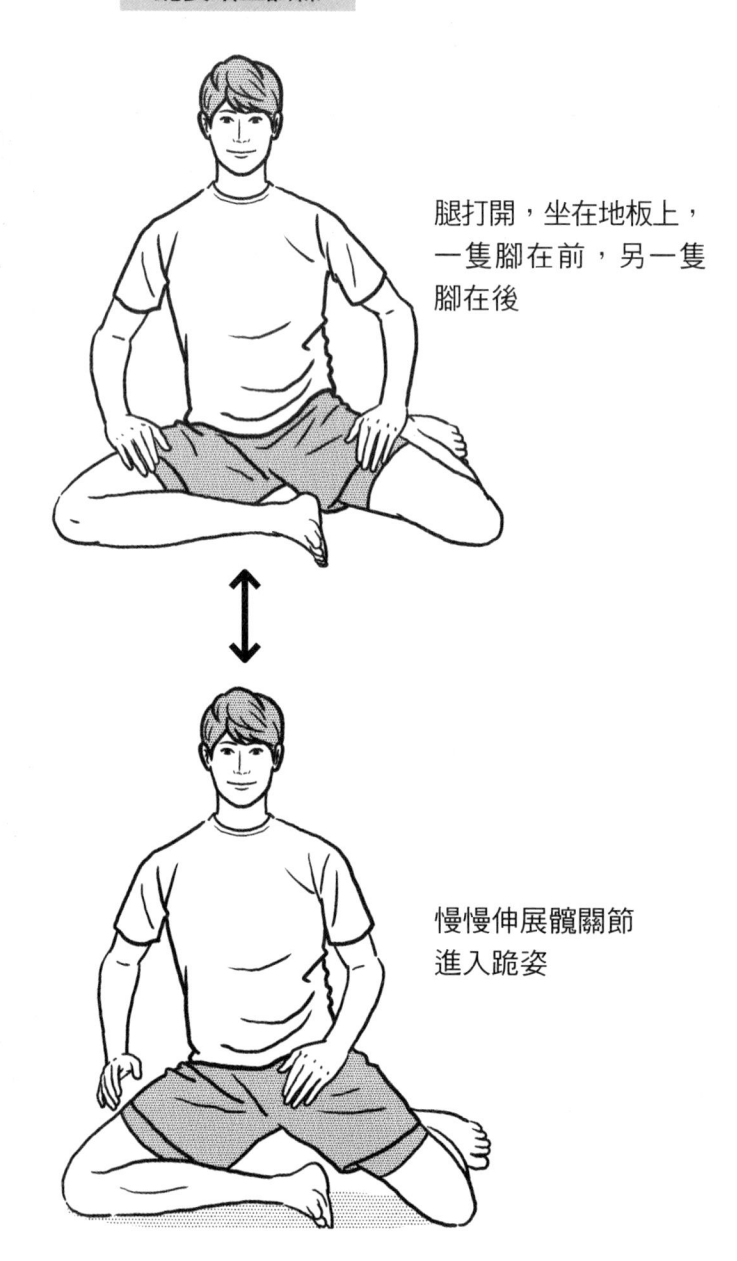

腿打開，坐在地板上，
一隻腳在前，另一隻
腳在後

慢慢伸展髖關節
進入跪姿

骨附近，另一隻腳則往身體後方擺放。調整左右膝蓋的位置，使其落在同一條直線上。接著，一邊吐氣的同時，一邊慢慢伸展髖關節，進入跪姿，到吸氣時再緩緩坐下。重複這樣的動作5～10次。由於膝蓋與地板接觸、摩擦會感到疼痛，所以最好鋪上毛巾或瑜珈墊再進行。

在剛開始練習的階段，可以將雙手放在前面來保持平衡。等動作熟練之後再把雙手往後放，貼在臀部兩側。當伸展髖關節、將臀部抬起時，若膝蓋倒向右邊會使用到右側臀部的肌肉，倒向左邊時使用到的則是左側臀部的肌肉。把手放在臀部，應該就可以明顯感受到肌肉正在出力。

此外，確實將髖關節完全伸展、進入跪姿是關鍵。有些人伸展得不夠完全，在髖關節還保持在微彎狀態就停住了，這點要特別注意。如果很難保持平衡，無法完成跪姿，建議可以在身體旁邊放一張椅子，單手扶著椅子輔助進行。隨著反覆不斷地練習，最後就算不扶椅子也應該可以完成跪姿。影片中也有介紹常見的錯誤示範，以及如何使用椅子輔助的練習方法。

分腿站立訓練

接下來是分腿站立訓練。這是訓練髖關節向前屈曲與伸展的練習。

站在牆邊，一手扶著牆壁，雙腳一前一後大大地分開，另一手貼著臀部。後面的那隻腳用腳尖著地。吸氣時慢慢將身體往下沉，直到雙膝都彎曲呈90度為止。接著，要意識去啟動手貼著那側（離牆壁較遠）的臀部肌肉，在吐氣的同時伸直膝蓋站起來。重複進行這個動作約10～15次。

這時候請注意不要使用大腿前側的肌肉發力站起來，而是要刻意使用臀部的肌肉。透過貼著臀部的手掌來確認臀部肌肉是否有在收縮、發力。如果臀部肌肉不太容易發力，有可能是兩腳的間距過大。請嘗試稍微縮小步伐。相反地，如果發力的不是臀部，反倒是大腿前側肌肉在用力，那麼有可能是步伐太窄。另外，進行這個訓練時如果腳步滑動會有危險，所以請注意不要穿著襪子在木質地板上練習。

等習慣這個動作後，請試著不扶牆壁進行分腿站立的訓練。若這樣也能順利完成，

分腿站立訓練

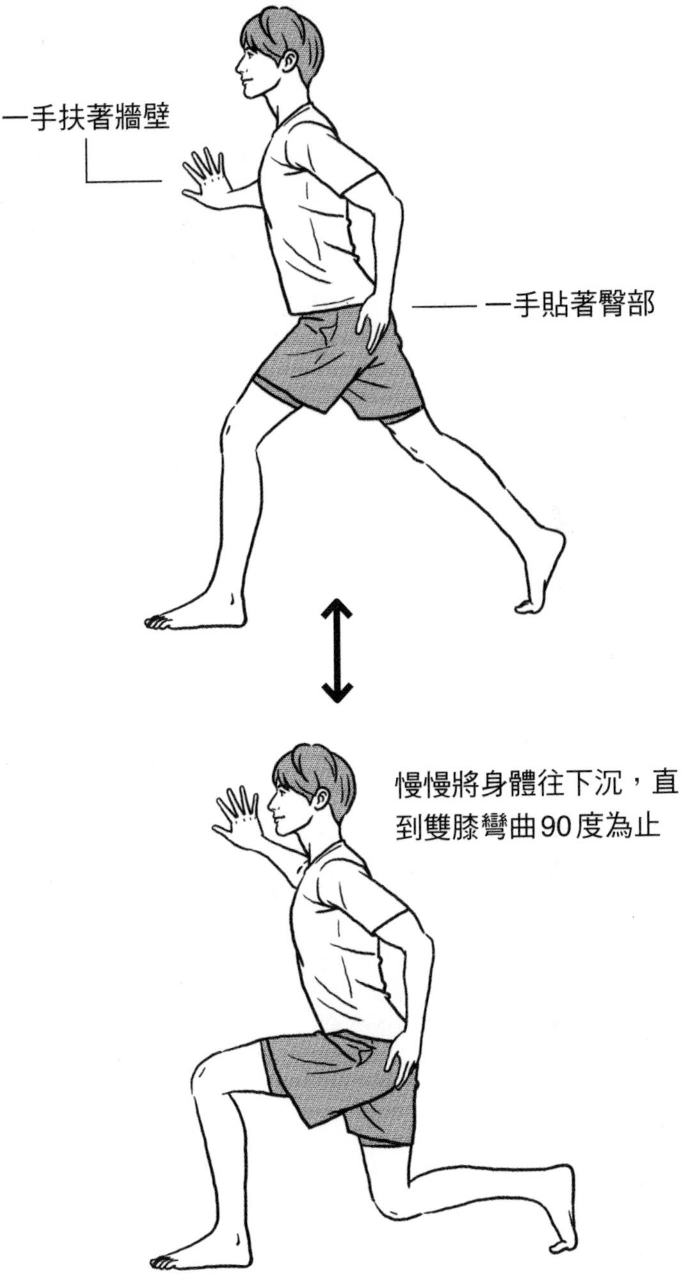
一手扶著牆壁
一手貼著臀部
慢慢將身體往下沉，直
到雙膝彎曲90度為止

接下來就可以試著挑戰使用寶特瓶的變化版訓練了。一邊將寶特瓶拿在手上前後擺動，一邊進行分腿站立的動作，可以訓練核心肌群與髖關節的動作協調配合。

在腳底滑動的狀態下發力

本章最後要介紹的是培養「驅動力」的「滑步站立訓練」（Sliding Stand-up）與「滑步外展訓練」（Sliding Abduction）。

之所以在訓練名稱中出現「滑步」（Sliding）這個詞，是因為這些動作是在腳步滑動中進行的。因此，請將毛巾對摺後放在地板上，讓腳踩在上面滑動。建議選擇像木質地板等容易滑動的場地來進行。此外，也有為這類訓練設計的，名為「滑盤」（Slide Disc）的專用器材，也可以用它來進行訓練。

滑步站立訓練

滑步外展訓練

滑步站立訓練

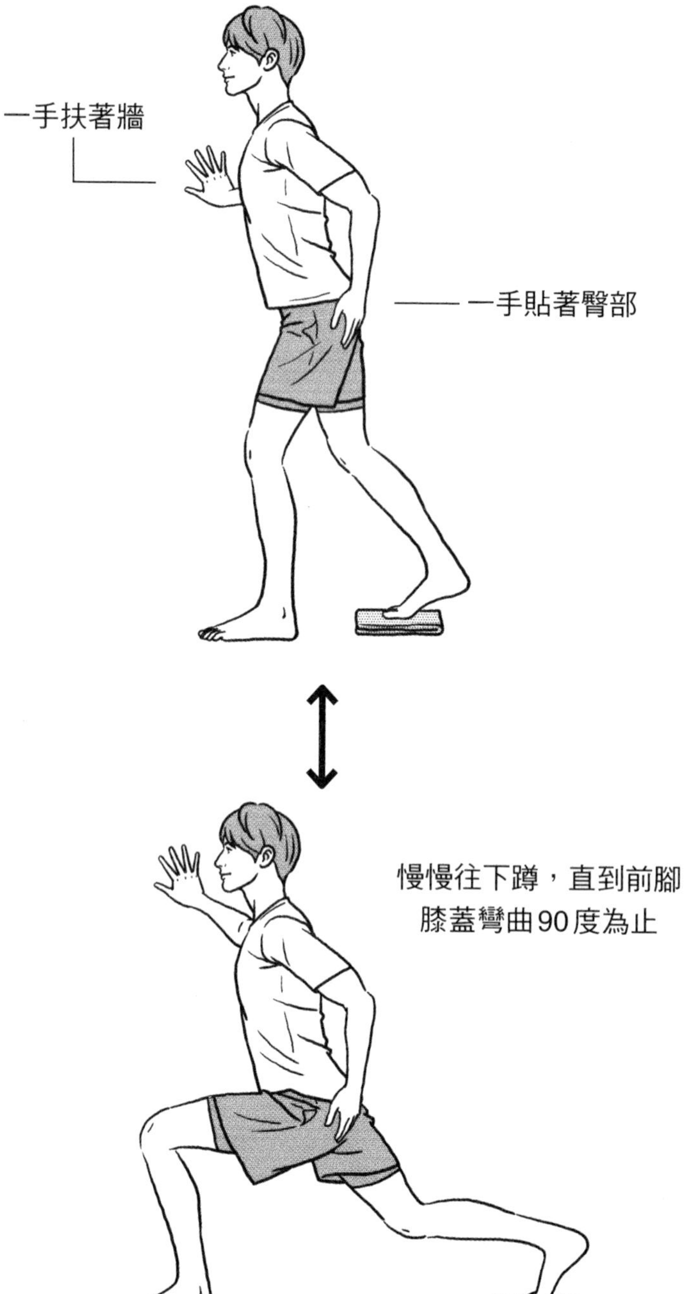
一手扶著牆
一手貼著臀部
慢慢往下蹲，直到前腳
膝蓋彎曲90度為止

滑步站立訓練

滑步站立訓練的做法，是站在牆邊，一手扶著牆，靠近牆壁的那隻腳下方墊著毛巾，另一手放在離牆壁較遠那側的臀部上。吸氣的同時，腳一邊踩著毛巾向後滑動慢慢下蹲，直到前腳的膝蓋彎曲90度為止。接著，手貼著的那側臀部的肌肉用力，一邊吐氣的同時，一邊將滑出去的腳連同毛巾一同拉回，伸直膝蓋站起來。進行這個動作時，請注意不要全靠大腿的肌肉發力。整個流程重複約10～15次。

這項訓練的目的，是讓身體記住在單腳不穩定的狀況下，如何一面穩定平衡、一面正確地發力進行屈曲與伸展。身體不用一下子蹲得太低，可以循序漸進地放大滑動的距離。

等動作熟練之後，可以試著不扶牆壁來進行這個訓練。更進一步，還可以挑戰手拿寶特瓶的變化版本。

滑步外展訓練

接下來是滑步外展訓練。這次是讓腳向側邊滑動。站立，雙腳打開與骨盆同寬，一隻腳下方墊一塊對摺的毛巾，雙手自然垂放。吸氣的同時，腳踩著毛巾一起滑向側邊，以最慢的速度緩緩地將身體蹲低。接著一邊吐氣一邊伸直膝蓋站起來，同時腳踩著毛巾一起拉回靠近身體，並繼續帶往支撐腳的後方。接著再次蹲低身體，腳踩著毛巾一起往側邊滑動，這次站起來的時候，將腳和毛巾一起帶往支撐腳的前方。像這樣一前一後交替進行，重複約10～15次。

這個訓練動作的重點，是要有意識地使用沒在滑動的那側的臀部肌肉。避免只依賴大腿前側的肌肉發力。

對於髖關節功能不佳的人來說，滑步外展訓練是一個相當困難的動作。一開始的階段可以將手扶在牆上，進行的時候也可以不用蹲得太低。

滑步外展訓練

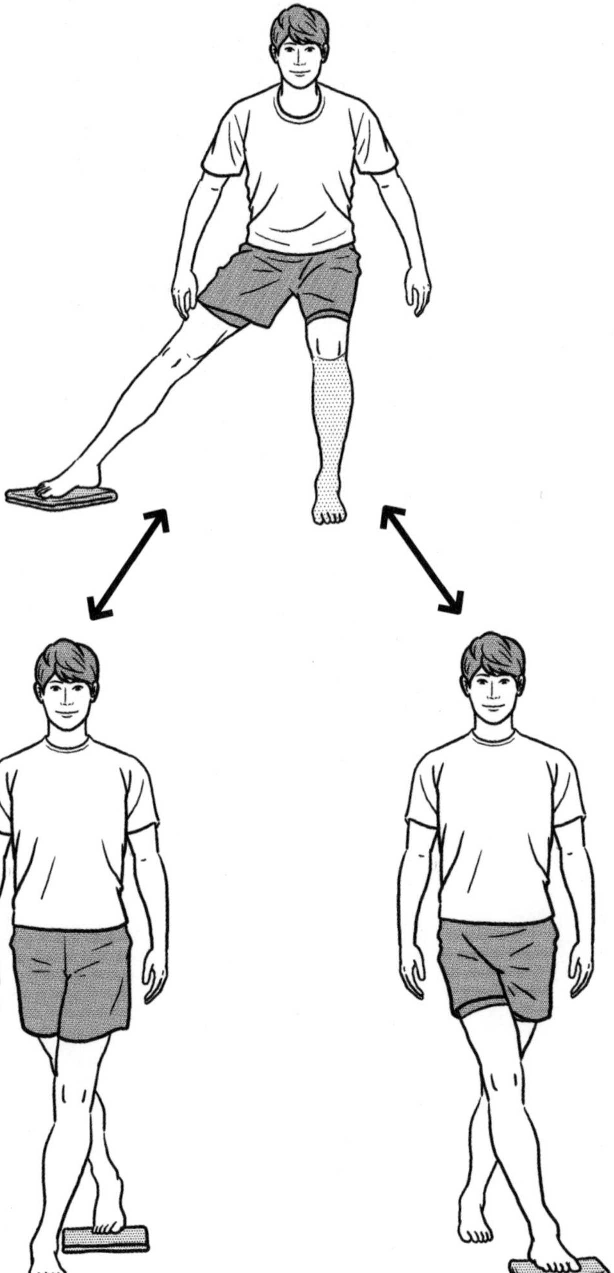

如果已經能夠順利地完成上述動作，也可以試著挑戰手持寶特瓶的變化版本進行訓練。

靠自己改善自己的身體

以上就是本書介紹的訓練內容。

到此為止，本書以調整髖關節平衡度、恢復正常活動範圍，以及訓練髖關節穩定力和驅動力這三個階段，介紹了改善髖關節狀態的方法。

最要緊的就是在訓練前後的自我評估，以及改善程度的確認。減肥的時候如果站上體重計看到體重確實有減少，一定很開心吧？訓練也是如此，如果透過評估發現髖關節的狀況真的改善了，一定也會更有動力持續下去。

一旦髖關節的狀態有所改善，就可以明確感覺到自己在上下樓梯或是突然小跑步時，身體的動作變得更加順暢。請期待這樣的轉變，持續練習下去。如果你是運動員，身體在動作時應該會比以往更加地輕盈流暢，成績表現上應該也會逐漸地越來越好。若能讓你得以親身體驗這段「靠自己改善自己身體」的過程，將是我最大的喜悅。

後記

我作為體能訓練師已有30年以上的經驗，指導過的學生不計其數，其中有奧運奪牌的選手，也有箱根驛傳的冠軍隊伍。更有讓我同樣感到開心驕傲的，到了八、九十歲都依然「身體康健的運動爺爺、奶奶們」。

不管是職業運動員，或是高齡長者，面對這些身體抱恙的人，開出幫他們解決問題的運動「處方」，是我的工作。對於這份工作，我覺得非常有意義，可以說是我一生的使命。

說到底，體能訓練師的工作，就是找出每個人身體的不足之處，幫他們規劃適合他們的運動，是這樣的一個過程。在這本書裡，我花了很大的篇幅詳述了這個不太會向一般大眾揭露的過程，可以說是這本書的特色。

想要靠運動讓自己的身體更健康，首先必須知道自己的身體現在是什麼狀況。深入了解自己的身體，對我們的餘生而言就是最大的財富，我是這麼認為的。

比方說，在第1章，我們提到臀大肌的上半段與下半段分別負責不同的工作，而每個人使用這兩段肌肉的方式也都不一樣。你是否意識到自己使用臀部肌肉的方式？又或者說，你會不會使用它？另外，在第3章，我們提到鞋底磨損的方式，說明了你的慣用姿勢。不良的姿勢造成髖關節某部分的負擔過重，長年累月下來，骨頭或肌肉都會受到影響。

請熟稔這些知識，把它應用在自己的日常生活中。這對作者而言，將是無上的喜悅。

髖關節是如此神奇、偉大，我這個深深為它著迷的體能訓練師，恨不得把自己畢生所學、領悟到的，全部寫進這本書裡面。然而，書本最終所呈現的，不到我想寫的三分之一，真是太遺憾了（笑）。

「這段內容恐怕太艱澀了。」「這個運動無法解決，那就換這個。」「還是要正反兩面都說，才不會造成誤解。」……我一邊考慮著這些，一邊忍痛割捨放不進去的那些篇幅。

如果有人有興趣想看我刪減的部分，改天有機會我一定把它說個明白。期盼再相見！

中野・詹姆士・修一

【參考文獻】

林典雄／淺野朝裕 監修、熊谷匡晃 著
《髖關節攣縮之評估與運動治療》（股関節拘縮の評価と運動療法）
運動與醫學出版社 2020年

Clem W. Thompson／R. T. Floyd 著、中村千秋／竹內真希 譯
《身體運動之機能解剖 修訂版》（*Manual of Structural Kinesiology*）
醫道日本社 2002年

A. I. Kapandji 著、塩田悦仁 譯
《功能解剖學 二卷 下肢 原著第七版》（*Anatomie Fonctionnelle*）
醫齒藥出版 2019年

中野・詹姆士・修一 著
《世界最有效的體幹力訓練》（世界一効く体幹トレーニング）
SUNMARK 出版 2019年

Christopher M. Norris 著、山本利春 監譯、吉永孝德／日暮清 譯
《柔軟度訓練之理論與實踐》（*Flexibility: Principles & Practice*）
大修館書店 1999年

醫藥新知0034

不老，從髖關節開始

強化核心力量，打造柔軟度、穩定度與靈活度

作　　者　中野・詹姆士・修一
譯　　者　婁美蓮
封面設計　張天薪
內頁排版　吳思融
主　　編　錢滿姿
特約行銷　林舜婷
總 編 輯　林淑雯

出 版 者　方舟文化／遠足文化事業股份有限公司
發　　行　遠足文化事業股份有限公司
（讀書共和國出版集團）
231新北市新店區民權路108-2號9樓
電話：（02）2218-1417
傳真：（02）8667-1851
劃撥帳號：19504465
戶名：遠足文化事業股份有限公司
客服專線：0800-221-029
E-MAIL：service@bookrep.com.tw
網　　站　www.bookrep.com.tw
印　　製　呈靖彩藝有限公司
法律顧問　華洋法律事務所　蘇文生律師
定　　價　420元
初版一刷　2025年9月
初版二刷　2025年10月

國家圖書館出版品預行編目（CIP）資料

不老，從髖關節開始：強化核心力量，打造柔軟度、穩定度與靈活度／中野・詹姆士・修一著；婁美蓮譯. -- 初版. -- 新北市：方舟文化，遠足文化事業股份有限公司，2025.09
288面；14.8×21公分. --（醫藥新知；34）
譯自：すごい股関節：柔らかさ・なめらかさ・動かしやすさをつくる
ISBN 978-626-7767-08-5（平裝）

1.CST：骨盆　2.CST：關節
3.CST：運動健康　4.CST：健康法
416.617　114009691